Finn Thoresen

Har kreftens gåte en løsning

I

En introduksjon til helbredende kreftbehandling

Finn Thoresen
Har kreftens gåte en løsning
Bind I

Idé omslag: Finn Thoresen
Omslag: Designlaboratoriet
Omslag foto: Erling Halvorsen
Boken er satt med Times New Roman

ISBN-13: 978-1496097736 (CreateSpace-Assigned)
2. Utgave
© 2015 Stiftelsen Robin H. org. nr. 977151937
Utgitt i samarbeid med *TheMa Minnefond* og Finn Thoresen

Innhold

Del I

Gåten og løsningen

1. En ny begynnelse. Fra de første sidene av en kreftpasients dagbok — 7
2. Forfatterens stemme — 16
3. Gåten og løsningen — 25
4. En ny begynnelse – fortsettes — 30
5. Hvem er Are Thoresen? — 35

Del II

Broer og brobyggere

6. Konfrontasjon eller brobygging — 50
7. Broene — 65
8. Det første prøvesvaret — 68
9. Utprøving av medisiner — 73
10. Valget og beslutningen (broen) — 77

Del III

Chi og kjemi

11. Østlige forestillinger om vår organisme og livskraft — 82
12. Hospitalet — 87
13. Møtet med molekylærbiolog Sergio Manzetti — 102
14. Manzettis resymé av lab resultatene — 119
15. Hospitalet II — 128
16. Anekdotiske helbredelser og naturlig kreftbehandling — 135

Del IV

Status quo eller en fredelig revolusjon?

17. Hospitalet III	151
18. Statistikk som sannhetsvitne	158
19. Tilbake til Sykehuset (i Vestfold)	163
20. Etikk og økonomi i kreftbehandlingen	172
21. Den andre utfordringen for Are Thoresen	174
22. En evaluering av Thoresens forskning	177
23. Svaret på utfordringen	181
24. Et samfunnsperspektiv	188
25. Vulkanen	192
Etterord	197
Noter	198

Del I

Gåten og løsningen

1. En ny begynnelse. Fra de første sidene av en kreftpasients dagbok

*Here, There
and Everywhere*
Lennon/McCartney

Dag 1.
Det har vært en lang dag. Den begynte i grenselandet mellom vinter og vår, og ble etter hvert den første forsommerettermiddagen i mitt nye liv.

Jeg er hjemme hos meg selv, hovedperson både i mitt nye liv og i denne fortellingen. Et sideblikk på den julianske kalenderen viser at den begynner fjortende april to tusen og syv.

oOo

Morgenturen til postkassen var opplyst av både sol- og snøflekker, og møtet mellom morgenen, huden og de andre sansene pirret den årvisse usikkerheten om dette egentlig var en sen vinterdag eller en lenge etterlengtet vårdag. Det ville etter hvert vise seg.

Denne dagen var ikke som andre dager, og jeg hadde en forsterket oppmerksomhet om det som sto meg nærmest – selve tilværelsen, været og de fornemmelsene jeg møtte verden med i åpningen av en ny dag.

I dag var verden enda litt nærmere enn vanlig, og jeg var helt sikker på at jeg hører hjemme her.

Det ble motsatt for meg med det som er lenger borte, der det er avstand eller et mellomledd, en som formidler. Det som ikke var helt nær, det var i dag helt fjernt, og jeg hadde liten glede av lokalnyhetene. Jeg glemte hele tiden det jeg akkurat hadde lest, måtte lese om igjen – fordi jeg ikke klarte å fortrenge forestillingen om at jeg snart skulle få et kaldt metallredskap stukket langt inn i kroppen.

Jeg la fra meg avisen og ble sittende idet jeg misunte dem som kunne fortsette å være dypt engasjert i spørsmålet om dette ble dagen da vinteren sluttet eller våren begynte. Som kunne dele morgenhygge og oppmerksomhet om det som engasjerte representanter for byens politikere, politiet, handelsstanden og kulturarbeidere – og andre som delte sine synspunkter på ditt og datt med de andre abonnentene av Tønsbergs Blad.

Det som sto fast i mitt hode, var at jeg om snaue tre timer skulle få avansert teknologi inn gjennom det hullet i kroppen jeg så langt har hatt minst interesse av å utforske. Jeg har aldri sett det eller brydd meg om det, før det etter hvert tvang meg til å ta det på alvor.

I snart to år har det vært tegn til avvik av varierende ubehagelighet omkring og innenfor denne åpningen. I nedtrykte øyeblikk har det gitt meg alvorlige bekymringer.

Først tenkte jeg som de fleste, at dette var forbigående. Det var det ikke. Det var forverrende – og forvirrende. Vekselvis truende, livsfarlig, vekselvis uklar prognose og noe som egentlig ikke tilhørte nåtiden, men en hypotetisk fremtid.

De forbigående, alvorlige bekymringene ble etter hvert mindre forbigående og mer alvorlige, noe som gjorde at jeg en dag tok mot til meg og fortalte min kjære E. (min kone) at jeg en tid hadde registrert urovekkende forandringer i fordøyelsen.

Da jeg hadde fortalt hele historien, visste jeg samtidig at det ikke var noen vei tilbake. Dette kom definitivt ikke til å forsvinne av seg selv, og jeg gjorde som jeg fikk beskjed om: bestilte time hos fastlegen og fikk den en gang på forsommeren 2006.

oOo

Første gang jeg var på sykebesøk, i slutten av 50-årene, het det Tønsberg Sykehus. Da jeg for ikke mange år siden var innom sykehuset på egne vegne, hadde det blitt minst dobbelt så stort og skiftet navn til Vestfold Sentralsykehus. Nå har det minst doblet seg en gang til og heter SIV, forkortelse for Sykehuset i Vestfold, noe som kan tyde på at det snart blir det eneste sykehuset i fylket. Selv om det har vokst til en helt annen størrelsesorden på femti år, har det ut fra behovet for sykehusbehandling blitt mindre. I oppveksten hørte jeg aldri om ventelister for å få behandling eller om korridorpasienter. At nødvendig hjelp ved sykdom har blitt en begrenset samfunnsressurs, fikk jeg for alvor bekreftet da jeg etter overraskende lang tid fra jeg hadde meldt meg hos fastlegen, fikk en telefon fra sykehuset om at jeg hadde lovfestet krav på behandling etter tre måneder, men at jeg ikke kunne få det likevel. Det var ikke kapasitet nok på sykehuset til å sikre meg mine lovfestede rettigheter til sykehusbehandling. På spørsmål om hvor lenge jeg måtte vente, fikk jeg til svar at det var det umulig å si noe om. Hun som ringte, sa at jeg kunne velge om jeg ville vente til det ble plass i Tønsberg, eller om jeg ville kontakte andre sykehus for å undersøke om det var bedre kapasitet andre steder i landet.

Å ringe rundt til sykehus i andre landsdeler var jeg ikke i humør til.

I femten år hadde jeg arbeidet på grensen eller på feil side av grensen til det jeg selv kjente på kroppen var forsvarlig. Det var naturlig nok hodet som sa fra, og det var også i hodet det først ble problematisk, hvor det oppsto merkbare forandringer: forvirring, irritasjon, smerter og gjentagende behov for å saktne farten ned mot nesten ingen fart i det hele tatt. Etter ti års balansegang på denne grensen og gjentatte fall ned på feil side, og hvor jeg nesten daglig måtte motsette meg hodets tilbøyelighet til å ville legge seg på en pute istedenfor å fortsette med å gi impulser til stadig nye handlinger, ble jeg av min lege sendt til Granli, en avdeling av det som den gang ennå ikke het SIV, men Vestfold Sentralsykehus, og som hadde utredning av mulig Alzheimer og lignende problematikk som spesialitet.

Jeg hadde ikke Alzheimer eller lignende problematikk. Tvert imot var jeg å regne som psykologisk, nevrologisk og intellektuelt helt i orden. Men noe – som den gang var litt uklart hva kunne være – hadde gjennom lang tid *gått varmt* og blitt så *utbrent* (datidens talemåte i mangel av medisinsk begrep) som det ifølge legen var mulig å være før en ikke lenger var i stand til å motsette seg hodets tilbøyelighet, ja kanskje til og med måtte slukke lyset for å unnslippe følelsen av å ha sluknet selv.

Legen viste til den relativt beskjedne kunnskapen om denne tilstanden og spådde at jeg hadde mellom ett og ti år på å gjenerobre tilnærmet normal mental og intellektuell kapasitet – dersom jeg sluttet med alt som hadde ført meg inn mot denne yttergrensen for meningsfull eksistens.

Mellom ett og ti år, tenkte jeg, og dro hjem uten noen spesiell plan for å slutte med noe av det jeg hadde vage mistanker om kunne ha ført til at eksistensen ofte sto som en bratt vegg uten vinduer og dører foran meg. Hva som kunne få den til å flate ut etter som jeg beveget meg i den, slik jeg var vant med at den alltid hadde gjort helt automatisk den første halvdelen av mitt liv, *det jeg frem til nå hadde regnet med var cirka halvparten*, hadde jeg ingen klare tanker om.

Det som senere ble beskrevet som *kronisk utmattelsessyndrom* eller *ME* (forkortelse for *myalgisk encefolopati*), fulgte meg trofast som en hund de neste årene. Det ble aldri noen varig bedring, sannsynligvis fordi jeg hadde så meningsfylte og, ut fra egenvurderingen min, så ansvarsfulle arbeidsoppgaver at jeg ikke tidsnok passet på å styre unna det jeg selv etter hvert hadde en formening om kunne være delårsaker til helseproblemene. Hver gang jeg var merkbart mindre plaget, trodde jeg at nå var jeg tilbake i normal form igjen, og ble snart sittende det kvarteret for lenge foran PC-en, tok den problematiske telefonen eller gikk i det problemløsermøtet som sendte meg tilbake til streng rasjonering med de mentale kreftene.

Det var stor forskjell på årstidene. På slutten av sommeren/tidlig høst, den tiden hvor jeg fikk telefonen fra sykehuset, var jeg opp mot nitti prosents arbeidsfør – forutsatt at jeg ikke leste en eneste bok, skrev artikler for egen del, tok telefoner jeg ikke absolutt måtte ta, og så videre. De tre, fire minst solfylte månedene av året beveget jeg meg ned mot mellom ti prosent og null av min normale arbeidskapasitet, og jeg jukset meg gjennom dagens oppgaver, delvis ved å få mail og annet skrivearbeid unna om kvelden etter en halv flaske vin. Delvis ved å forskyve alt arbeid som kunne skyves på, frem mot vårløsningen, og delvis ved å snike meg sydover til levende natur og livgivende solkrefter. Ettersom det ble alt for lite med de par ukene jeg fikk med E. sydover, skapte jeg meg også arbeidsoppgaver som krevet at jeg reiste sydover for å løse dem.

Timingen hadde så langt vært god med hensyn til mitt ønske om å være så frisk som mulig når jeg eventuelt fikk beskjed om at jeg var syk. Da mener jeg alvorlig syk, ikke slikt som utbrenthet eller andre ubehageligheter som egentlig ikke er noe å utbre seg om skriftlig.

Etter telefonen fra sykehuset – hvor de beklaget at de ikke kunne gi meg undersøkelsen jeg hadde lovfestet krav på – innså jeg at jeg nærmet meg tiden da det ikke lenger ville være så god timing, hvor jeg ikke hadde den indre styrken jeg mente jeg ville behøve når jeg med stor sannsynlighet kom til å måtte begynne på det kraftkrevende arbeidet det å ha kreft medfører for de fleste. Å gå inn i høstmørket med økende utmattelse og i kamp med helsebyråkratiet for å fremskynde en mulig knusende diagnose hadde både min intuisjon og min fornuft så sterke motforestillinger mot at jeg lot det være.

Jeg dro isteden til en mediciner, opprinnelig veterinær, som behandler mennesker og dyr og har bakgrunn både i skolemedisinske og såkalte alternative behandlingsmåter. Hans spesialfelt er akupunktur. Are Thoresen heter han, og han hadde tidligere reddet meg ut av både invalidiserende ryggproblemer og av noe jeg for mange år siden hadde oppfattet som et akutt, alvorlig helseproblem. Om det virkelig var alvorlig, fikk jeg aldri vite fordi bedringen begynte etter én akupunkturbehandling.

Dette var ikke noe jeg kunne ta opp på telefonen, så jeg dro til hans lille klinikk i Sandefjord, hvor han et par dager i uken skiftet frakk og byttet ut veterinærpraksisen med humanmedisin.

oOo

Etter mange års amatørfaglig interesse for helseproblematikk, hvor sykdomskomplekset *kreft* underlig nok var det jeg hadde vært mest engasjert i, var jeg kommet frem til at diagnosen var et av de farligste aspektene ved sykdommen. Det som opptok meg, var de følelsesmessige og psykiske reaksjonene som forestillingene knyttet til diagnosen og symptomene utløste hos pasientene. Dette hadde jeg vurdert som potensielt like farlig for videre vekst i svulstene og spredning til andre deler av organismen, som andre kjente faktorer. Istedenfor å være et varsel om behov for endring, slik jeg mener de fleste sykdomssymptomer med fordel bør forstås som, er diagnosen for mange et varsel om for tidlig død. Det å få konstatert disse symptomene på den måten det vanligvis skjer, mente jeg kunne være et så stort tilleggsproblem at det i mange tilfeller kunne svekke den sykes egen mulighet for å hjelpe seg selv gjennom sykdommen på en målrettet og meningsfull måte. Jeg var kommet dit at hvis jeg fikk den diagnosen jeg i verste fall kunne komme til å få, mens jeg allerede var nesten nede i kjelleren og ytterligere svekket av de depresjonstendensene som de siste to–tre årene hadde kommet i tillegg til ME-symptomene, ville jeg egentlig nærmest være ferdig før jeg fikk begynt på noen behandling.

Ingen lystelig situasjon akkurat, og jeg hadde i fantasien lenge sett for meg en periode med slåbrok og tøfler, hvor jeg stabbet omkring – stablet på bena etter en utmagrende og ytterligere krafttappende medisinsk behandling. Kanskje en kort friskmelding og tilsynelatende friskhet før det poppet opp igjen – her, der og alle steder.

Here, There and Everywhere av Beatles ble en slags trøsteløs trøstesang i hodet hver gang jeg så for meg fremtidens mest utfordrende scenario: *Ingen fremtid overhodet*.

Jeg lot alt maset fra E. passere inn gjennom det ene øret og ut av det andre, inntil det lysnet igjen, både inne og ute, litt ut i mars året etter. Da ringte jeg sykehuset igjen og spurte om de hadde glemt meg. Muligens hadde de det, for plutselig var det ledig kapasitet, eller det var blitt min tur, og allerede to dager etter fikk jeg brev i posten om at jeg hadde fått time på gastrologisk avdeling til koloskopi hos overlege *Arne Drivenes*.

oOo

Sykehuset i Vestfold er lyst, åpent og imøtekommende. Det har en god atmosfære, selv om tyngden og usikkerheten som preger noen av pasientene en møter i foajeen, lett kan føre til en stemningssenkning. På tross av møtet med bandasjerte og rullestolsittende pasienter allerede utenfor inngangen, pasienter som tydeligvis ikke hadde noe bedre sted for å røyke, og på tross av alvoret i mitt eget ærend, bevarte jeg den naturnære stemningen jeg hadde med meg fra den mulige vårdagen eller en av de siste vinterdagene på Østlandet. Den naturgitte, avstandsskapende evnen som ligger til mennesker, medførte at jeg så meg selv utenfra, på samme måte som om jeg hadde vært i den mer privilegerte posisjonen av å komme dit på sykebesøk.

Fortrengning kaller psykologene det, men det er i det minste en naturlig prosess, langt fra en kunstig fortrengning av typen b-preparater som valium og lignende.

Da jeg passerte foajeen og fulgte pilen mot gastrologisk avdeling mot trappen opp til annen etasje, reflekterte jeg over om det positive inntrykket jeg hadde av sykehuset, var noe som allerede hadde *satt seg i veggene*, et uttrykk som i dette tilfellet viser til en sykehuskultur med stor omsorgsevne, eller om dette inntrykket mest hadde med meg selv å gjøre – om jeg gjennom vinteren hadde lyktes med å bearbeide forestillingen om meg selv i slåbrok og avkreftet subbende bort til aviskiosken ...

Jeg skal ikke lenger hale det ut eller skrive det inn på et sidespor, slik jeg muligens først forsøkte å tie det bort:

Straks etter at instrumentet var kommet innenfor åpningen i kroppen og lyset kom på skjermen til venstre over der jeg lå, og som både gastrospesialist Arne Drivenes og jeg stirret stivt på, fikk jeg øye på en klump småruglete kjøtt som jeg umiddelbart forsto opprinnelig var fremmed for dette området av meg. Jeg kikket til høyre, på Drivenes. Han hadde antakeligvis ikke fått det samme lille ekstra hjerteslaget som meg, men så minst like bekymret ut. Uttrykket og måten han lenge førte instrumentet frem og tilbake i dette området bekreftet stilltiende at dette var en stor – i hvert fall var den veldig stor på skjermen – lite pen og helt overflødig ansamling av formløst og formålsløst cellevev.

oOo

Mens jeg ventet på time på sykehuset hadde jeg et halvt år tidligere valgt å oppsøke Thoresen for å høre om det var noe sant i det jeg hadde hørt av en av hans pasienter: At han hadde utviklet en behandling som var gunstig for kreftpasienter.

Det viste seg ikke bare å være riktig, men at han i snart femogtyve år hadde praktisert metoden på både mennesker og dyr. Det var overraskende at dette ikke var mer kjent, ikke bare på bakgrunn av det jeg forsto var gode resultater over så lang tid, men også ut fra hva han fortalte om behandlingens utbredelse i mange land og flere verdensdeler.

Det var imidlertid én avgjørende hindring for at han på det tidspunktet ville gi meg denne behandlingen.

- Før du har fått en medisinsk diagnose, kan jeg ikke gjøre noe annet enn å behandle nervøsiteten i den nedre delen av tykktarmen.
- *Hvorfor ikke?*
- Hvis du har kreft, er det viktig å vite i hvilket organ eller i hvilken del av organismen den først har oppstått. En stor svulst kan være et forvokst barn av en mindre svulst som først oppsto et annet sted, men som ikke har ført til merkbare problemer. Metodene for å stimulere kroppens evne til selvhelbredelse er

avhengig av hvor sykdommen først oppsto. Immunsystemet er mangefasettert og de enkelte delene er autonome vet du.
- *Det visste jeg ikke, og du mener at svikten i immunforsvaret kan være et annet sted enn der vi merker symptomene?*
- Riktig. Men du vil uansett merke bedring i tarmfunksjonen i løpet av de første par månedene, noe som under alle omstendigheter vil være gunstig, også hvis det skulle vise seg at du har tykktarmskreft.

Thoresen hadde verken virket overrasket eller særlig bekymret over meldingen min, noe jeg tilskrev hans profesjonalitet mer enn manglende empati for sin pasients helseproblem. Uansett forsto jeg det slik at han ikke var i stand til å kunne konstatere om jeg hadde kreft eller ikke, men "bare" oppdage om det var noe galt med mitt energikretsløp. Hva han eventuelt fant der, sa han ikke noe om. Selv om Thoresen tidligere hadde fortalt meg litt om virkningsmekanismene i akupunktur, var mine allmennkunnskaper på dette feltet så dårlige at jeg uansett ikke ville fått noen klar forståelse av det han kunne formidle via observasjonene han gjorde ved hjelp av det som akupunktører betegner som *pulsdiagnose*.[1] En hovedårsak er nok at akupunkturbehandlingens virkninger utgår fra et *"område"* – et ikke-fysisk element – i vår organisme som vår egen medisinske vitenskap ikke engang aksepterer eksistensen av. Menneskers og varmblodige dyrs energikretsløp, det som noe indiere og spesielt kinesere har basert sin medisinske forskning på gjennom minst fem årtusener, har derfor aldri vært noen ingrediens i vår allmennkunnskap. Derfor er det også vanskelig å akseptere at dette kan ha annen innvirkning på sykdommen enn i form av *placebo*, som det heter på fagspråket. Det er dette energikretsløpet, ikke blodomløpet, akupunktørene som behersker denne diagnosemetoden," tar pulsen" på.

Thoresen ga meg en behandling rettet mot å dempe uroen i fordøyelsessystemet og antydet at det kunne ta så mye som to måneder før det ville inntre en merkbar forbedring. Han ønsket meg lykke til med koloskopien og sa han kunne gi en mer spesifikk behandling når jeg fikk konstatert hva som fysisk var i veien med fordøyelsen.

To dager senere – ikke etter to måneder, som Thoresen hadde antydet – var det en merkbar endring. Morgenritualet var langt mer avslappet. Selv om dagen fremdeles begynte med en tur eller to innom toalettet, kunne jeg for første gang på over et halvt år spise frokost sammenhengende, og jeg kom raskt ned i en halvering av toalettbesøkene.

Om det var akupunkturnålen som hadde tatt brodden av morgenuroen, om jeg ble bedre fordi jeg innbilte meg at behandlingen ville virke (placebo), eller det skyldtes noe annet, ble også andre symptomer såpass mye bedre utover høsten og vinteren. Det jeg tidligere bedømte å være av blyanttykkelse når jeg en sjelden gang tok mot til meg og snudde meg for å sjekke, lignet etter hvert mer på fyllepenner, av den litt lubne, kostbare sorten. De som nå knapt nok finnes lenger, men som noen av oss som har sett bedre dager, var så heldige å få i julegaver allerede før vi forlot grunnskolen.

oOo

Noen måneder senere kom jeg til at Thoresen nok allerede høsten 2006 hadde tatt min bekymring mer alvorlig enn han ga uttrykk for. For da jeg våren 2007 ble nødt til å besøke ham igjen i anledning helsen, hadde jeg et par oppfølgingsspørsmål. Han fortalte meg da hvilket navn de gamle kineserne hadde satt på punktet hvor han hadde plassert nålen:

- *Dette er et såkalt universalpunkt, som enkelte steder også er omtalt som overlevelsespunktet.*

2. Forfatterens stemme

Tre år etter at jeg fikk en alvorlig kreftdiagnose, begynte jeg å skrive en bok. Det ble en mer fagpreget bok enn den pasientdagboken jeg hadde begynte på kort etter diagnosen, og jeg forsto at det jeg opplevde kunne bli så ekstraordinært at det måtte dokumenteres.

At nettopp dokumentasjonen og ikke selve fortellingen ble det vesentlige aspektet ved pasientdagboken, førte til at de to ansatsene til to vesensforskjellige manus ble smeltet sammen - med den følge at det etter hvert vokste seg så stort og lite lesevennlig at jeg delte det i to igjen, men nå med en annen delingslinje. Begge manus har pasientdagboken som rød tråd og kronologisk linje, og delt slik at hovedboken er lett tilgjengelig for alle jeg ønsker å nå ut til med budskapet: At det i Norge er utviklet en enkel, helbredende metode for de fleste formene for kreftsykdom, en metode som kan bli tilgjengelig for alle – *hvis vi blir mange nok som krever det.*

Bind II lodder dypere og favner bredere enn hovedboken med hensyn til hvorfor kreft etter over hundre års medisinsk forskning fremdeles fremstår som en gåtefull sykdom. Det var nettop dette som fremsto for meg som gåtefullt – men som jeg nå mener å ha forstått hvorfor:

Billedlig beskrevet har mitt famlende selvstudium avslørt det åpenbare: At hovedretningen av forskningen i sin tid tok motsatt retning av der «nøklene» til forsåelse av sykdommens dynamikk og helbredelse ligger, snublende nær. Kanskje er det nettopp avstanden som amatøren har til ekspertenes romestering midt inne i problemkomplekset som gjorde det synlig for meg at det å starte forskningen med kamp mot symptomene, innebar å snu ryggen til nøklene: De enkle, naturlige løsningene som de hadde snublet i hvis ikke de hadde snudd ryggen til.

Da en forsker hundre år etter det skjebnesvangre veivalget isteden snudde ryggen til symptomene og søkte årsakene bak dem, fant han at det naturgitte forsvaret mot kreftsykdommer var alvorlig svekket. I og for seg ingen ny erkjennelse, men da han allered hadde kunnskap om hvordan rette opp dette, som fremstår som ubalanse i vårt energikretsløp, benyttet han akupunkturtradisjonens metoder for både å konstatere og korrigere. Og han lyktes allerede i det første forsøket å finne og stimulere dette immunforsvaret hos en dachs (hund). Den første behandlingen snudde umiddelbart sykdommens *dynamikk,* synlig for alle ved at den utvendige svulsten i hundens hode skrumpet og ble borte. En slik utvikling ansees som umulig av den eldre generasjon onkologer og kreftforskere, og som er ukjente også med den andre nøkkelen: *At kreftsykdommene har et dynamisk forløp,* lik forkjølelse og alle de andre sykdommene vi sjelden eller aldri dør av. Forskningen har nemlig i disse hundre årene basert seg på et stadig mer fastlåst dogme: at kreft er en formålsløs enveisvekst mot den visse død, noe som kun autorisert kreftbehandling kan stanse.

Boken siterer «unge» forskere, ikke nødvendigvis i alder, men i fordomsfri nysgjerrighet og jakt på sannhet, som bekrefter at omtalt dogme *ikke* har støtte i forskning men fungerer etter hensikten: å styrke den autoriserte forskningsveiens monopol på kreftbehandling.

Les mer om disse temaene i neste kapitel, i epilogen til bind II og websiden til *TheMa Forlags,* www.themaforlag.no, under menyknappen «Er kreftens gåte løst?»

Jeg betegnet innledningsvis bøkene «fagpregede» - både fordi jeg ikke har noen medisinsk utdanning, og fordi den vitenskapelige dokumentasjonen og dokumentarisk korrekte nøkkel-opplysninger er integrert i en skjønnlitterær preget fortelling, noe som ikke er vanlig for fagbøker.

Undertittelen til bok II, «Refleksjoner og kommentarer», skyldes at den går dypere inn i de problemstillingene som presenteres og innledes i hovedboken. Hvis temaene engasjerer ved lesning av bind I, kan kapitlene med samme navn i begge bøkene eventuelt leses parallelt. Den kronologiske fortellingen er imidlertid gjennomført på samme måte i bind II som i første bind, så en kan også lese bøkene fortløpende etter hverandre, som en kronologisk fortsatt personberetning med innskutte kommentarer knyttet til kreftomsorgen vår og refleksjoner over dens forbedringspotensiale. At det med denne lesemåte blir avstand mellom kapitlene med samme tematikk, behøver ikke være noen ulempe. Tvert imot kan temaene behøve en form for modning før de blir forstått riktig. Ny og utfyllende lesning noe senere kan gjøre det lettere å la fakta og oppdatert forskning avløse den *gamle* forståelsen, den vi alle har fått via mange årtier med tildels misvisende informasjon om både sykdommen og den faktiske effekten av behandlingen.

Noen begrunnelse for den villedende informasjon fra helsemyndigheter og politikere - formidlet til oss fra godtroende medier som ikke selv har undersøkt de jevnlig gjentatte påstandene om redusert dødelighet - er det ikke plass til her, men blir et av bøkenes gjennomgangstemaer og grundig dokumentert i de to kapitlene «Statistikk som sannhetsvitne» (et kapitel i hvert bind).

Fordi jeg ønsker å etablere en dialog med de som tar beslutningene i norsk helsepolitikk, ble det utgitt en ikke-kommersiell 1. utgave våren 2014 og før delingen i to bind. Forhåpningen er at de problematiske forholdene innenfor kreftomsorgen som boken avdekker blir sett fra kreftpasientenes ståsted og tatt på alvor.

Forsøket på dialog med beslutningstakerne etter innspill og bok til blant andre Helseminister og medlemmene av Helse- og Omsorgskomiteen, har så langt bare vært enveiskommunikasjon - selv om innspillende har kommet fra tre velrennomerte politikere, regionalt og sentralt. Alle tre innforstått med behovene for endring, og fra både blå og rødgrønn side med oppfordring til en partiuavhengig undersøkelse av den dokumenterte kunnskapen som bøkene formidler.

oOo

Å inkludere meg og min historie istedenfor å anonymisere *pasienten*, har sittet langt inne – lenge – fordi jeg aldri har hatt noe ønske om å utlevere meg og mitt liv, minst av alt i form av en pasienthistorie. Fordi mine rådgivere samstemmig overbeviste meg om at det vil tjene saken best, lot jeg meg overtale.

Her følger naturlig en kommentar til det til tider problematiske temaet *pasienthistorier*. Jeg har lest mange interessante bøker av kvalifiserte terapeuter/forfattere hvor jeg ikke har sett det formålstjenlige i den utstrakte bruken av pasihistorier som nesten alltid er tatt med i bøker som på forskjellige måter stiller seg i opposisjon til *autorisert medisin*.[2] Hensikten har ofte preg av å skulle være et sannhetsbevis, noe som autoriserte medisinere og forskere ser på som det motsatte: at historiene refereres av mangel på vitenskapelig underbygget bevisførsel. Det er imidlertid en avgjørende forskjell på denne form for pasienthistorie enn denne. Min pasientdagbok er nemlig bygget på et solid skjelett av vitenskapelig bevisførsel: sykejournalene fra de sykehusene jeg var innom, og legejournalen fra min fastlege, alle samlet under betegnelsen *sykejournalen*.

Selv om kapitlene fra pasientdagboken forteller en historie som har et litterært ytre, er den under overflaten en fullstendig og ubestridelig dokumentasjon på det som har medisinsk betydning er ubestridelige fakta. Det er prøvet av de involverte leger, onkologier, kirurger, radiologer, patologer, autoriserte kreftforskere, en sosialmediciner og avdelingsleder på Radiumhospitalet, samt _alle_ resultatene gitt av den teknologiske apparaturen - som i sitt vesen er de nevnte fagpersonenes objektive kilde til fakta.

Referansene og referatene av prøvesvarene er altså komplette, det vil si at ingen prøvesvar gjennom to år er utelatt fordi de ikke passer inn i forhold til intensjonen: som i første omgang er å *vise,* ikke nødvendigvis *bevise* behandlingsmetodens effekt. Hva som skjedde etter de to årene fra diagnosen og frem til mai 2009, er tema i et tredje manus som er på vei mot bok.

På bakgrunn av den grundige dokumentasjonen er forhåpningen at beslutningstakerne vil støtte fremskaffelsen av den type bevis helsevesenet behøver får å kunne godkjenne en behandlingsmetode – altså gjennom vitenskapelig overvåkede forsøk av uavhengige forskere. Mangel av en slik kostbar studie, er årsaken til at pasientdagboken hovedpunkter er oppsummert i en *kvalitativ studie* av de tre tilfellende hvor behandlingen er dokumentert på sykehus. Jf. kapitlene «Utparving av medisiner» i begge bøkene.

Det er også referert kliniske resultater av de mange hundre kjente helbredelsene - i Vestfold og på klinikker i Australia, USA, Canada, og i mange europeiske land hvor Are Thoresen har forelest og inspirert andre klinikere til å forsøke metoden. Flere av disse klinikernes erfaringer er for øvrig sitert ved e-poster i kommentarbokens appendiks.

Mine refleksjoner omkring de refererte resultatene er selvfølgelig subjektive, men altså: Basert på de prøvesvar og ekspertvurderinger som binder fortellingen sammen, og som i sin tur fremstår som bokens og kommentarbokens kronologi og røde tråd.

Fortellingen beskriver ikke noe alternativt, men noe _nytt_: en ny form for helbredelse av kreftsykdom. Ingen medisin, men en behandlingsmåte som er gransket, definert - og forklart gjennom naturvitenskapelig utprøving i krefforskningslaboratorier i England (University og Nottingham) og USA (bl.a. *Charles River Labs*, Ann Arbor, Michigan).

En helt ny og vitenskapelig forklart behandlingsmåte som er utgått fra en medisinsk vitenskap og teknikk utviklet gjennom et ukjent antall årtusener – lenge før det var utviklet skriftspråk som kan gi oss kunnskap om opprinnelse og tidlig utvikling av akupunkurvitenskap.

Denne kombinasjonen av ny naturvitenskapelig forskning og tradisjonell behandlingsmetode gjør den til en bro mellom det som innledningsvis ble betegnet som «autorisert» og «alternativt» og østlig og moderne vestlig medisin.

Som det fremgår både av pasientdagboken og de mellomliggende kapitlene, er ikke denne brobyggingen kommet så langt som til formalisert samarbeid – ennå. Broen er imidlertid prøvet, gjennom et uformelt samarbeid som her forsøksvis betegnes som et *forberedende enkeltforsøk*.

Hvis betegnelsen «forsøk» fremstår som pretensiøs, vil jeg understreke at det ikke stiller i samme klasse som uavhengige vitenskapelig forsøk – selv om de ikke er mindre uavhengige enn de forsøkene som betales av medisinindustrien, dvs. *så godt som alle de studiene som danner grunnlaget for godkjenning eller avvisning av landenes helsemyndigheter.* Av mangel på en presis betegnelse på dette første forsøket på å benytte broen mellom to vesensforskjellige medisinske vitenskaper – bygget av to norske forskere - lar jeg betegnelsen få stå sin prøve og får tåle eventuelle innvendinger fra de trygt plasserte på vestlig side av broens profesjonelle endepunkt. Når jeg her benytter begrepet «forskere», gjelder det samme forbehold som for min bruk av «forsøk» og «studier». Dette forbeholdet gjelder her bare for Are Thoresen, da den andre, molekylærbiolog Sergio Manzetti er forsker av yrke og har en profesjonell karriere blant annet for legemiddelindustrien i Australia.

Det uformelle samarbeidet som gjelder det ovennevnte «kvalitative forsøket», kan knapt nok betegnes samarbeid i snever forstand, men heller beskrives som et ikke planlagt prosjekt der jeg i ettertid har koblet diagnoser og prøveresultater ved Sykehuset i Vestfold og Rikshospitalet med den behandlingen jeg fikk det første året utenfor sykehus.

Det andre året aksepterte jeg å delta i et eksperiment, første gang prøvet i Norge, sannsynligvis i hele verden – hvis en ser bort fra forsøksmus. Først langt senere ble jeg klar over at et høyt antall forsøksmus hadde dødd av tilsvarende eksperimenter på flere forsøkslaboratorier i USA. Det er en annen fortelling, som gjorde det nødvendig å beskrive også det andre året etter diagnosen og dermed er årsak til at det ble et bind II.

At jeg som nevnt er godt i gang med et bind III, indikerer at det også skjedde oppsiktsvekkende forhold som angikk/angår min og andres helse etter dette. Dette er tre adskilte hovedtemaer, som alle har krevd sin «mann» - i betydningen både å gjennomleve og beskrive det - og de måtte få hver sin bok. Ikke minst fordi at selv om de er vesens forskjellige, er de lette å blande sammen på en måte som kan gi leserne feil forståelse av det aller viktigste: Spredning av informasjon av den nye, effektivt helbredende behandlingsmetoden som er hovedtemaet i denne boken.

Jeg har også i denne boken måttet referere mange vanskelig erfaringer med leger, og spesielt de «overordnede», de ansvarlige for Norges behandlingstilbud til kreftpasientene. Det styres fra Radiumhospitalet, og vanskelighetene tårnet seg opp etter som jeg gang på gang måtte gjenta at jeg ikke ville ha generelt nedbrytende og farlig behandling når det var åpenbart for alle at jeg var kreftfri – noe flere biopsier og en rekke scanninger inklusive PET CT beviste gang på gang. Disse beskrivelsene kan få leseren til å tro at jeg har fått et generelt negativt syn på sykehusvesenet. Det er ikke tilfelle, og jeg vil ta med at jeg har et gjennomgående positivt syn på «mitt» sykehus, Sykehuset i Vestfold, selv om jeg jo var en vrang pasient som ikke gjorde slik jeg fikk beskjed om fra høyeste hold: fra de ukjente «overordnede. Videre må jeg understreke at <u>de negative erfaringene fra sykehus etter mitt syn i hovedsak skyldes systemfeil og ikke feil av de personene som er navngitt i boken.</u>

Av personer vil jeg fremheve min onkolog i Tønsberg, Wenche Gustafson, som gikk langt i å forsvare mine synspunkter og valg overfor systemets overordnede. Uten henne vet jeg ikke om jeg hadde klart å holde stand mot presset så lenge at dette hadde blitt noe å skrive om. Det er blitt meg fortalt at det ikke bare er hensynet til pasientene som er årsak til «systemets» pressmidler for å fjerne avvikere som meg, og bind II refererer en innrømmelse fra en overlege på Radiumhospitalet angående hva som er retningslinjene for hvordan skremme slike som meg opp på operasjonsbordet. Dette ble sagt som forsvar for sine dødstrusler mot meg – hvis ikke jeg ... osv. – i påhør av den første klasses lederen av Sosialmedisinsk avdeling, Øyvind Kavlie, som hadde invitert til et felles møte angående de sterkt nedbrytende faglige konstateringene av min snarlige død. For selv om brevet bare var liksom-faglig og skrevet mot bedre vitende, var det en utrolig lettelse å få både en beklagelse og en dokumentert innsikt i systemets ellers så *uransakelige* (les: hemmelige) veier.

Så – hjertelig takk for hjelpen, Øyvind !

Jeg vil også ta med at jeg er mektig imponert over den behandlingen jeg nå, syv år etter diagnosen, får på Ullevål Universitetssykehus. Dette handler heldigvis ikke om kreft, men har det til felles med de aller fleste kreftsykdommene at det finnes lite eller ingen helbredende behandling, og at jeg er forberedt på å ha denne lidelsen med meg resten av livet. Heldigvis er jeg ikke av den kategorien som får sitt liv forkortet ved den type systemfeil-behandling det her er snakk om. Risikoen er større en for russisk rullett, ved at en av fire ikke orker å leve med lidelsen.

Dette kommer det, som nevnt, en fortelling om først når et tredje manus blir til en bok.

Istedenfor å innby til formålsløse diskusjoner om hva som er sant og mistenkes for å være usann propagande for min navnbror, Are Thoresens påståtte kvakksalveri, er bøkene en søknad om samarbeid. Det viktigste ved et formalisert samarbeid, er at dette er en absolutt nødvendighet hvis alle kreftpasienter i fremtiden skal bli tilbudt de samme mulighetene for enkel, helbredende behandling som jeg og noen tusentall andre kreftpasienter på verdensbasis gjennom tre desennier har fått oppleve.[3] Mer eller mindre tilfeldig, da det fremdeles, etter tretti år, er skjebnens utvelgelse som leder den enkelte til kunnskap om metoden, og hvor nok bare et fåtall, kanskje ingen fler enn meg, våger å prøve dette først – for å avvente om bilder og biopsier tilsier at den krevende behandlingen på kreftsykehus trygt kan settes på vent inntil en av fremtidig regelmessige kontroller skulle tilsi at eksempelvis operasjon er nødvendig. Om cellegift skal gis/mottas bør vurderes opp mot faremomentene som en gruppe kreftforskere fra Oxford i 2014 orienterte et samlet krefteksperts-Norge om på en internasjonal kreftkonferanse i Lørenskog. Der forklarte de *hvordan* kemoterapi i et stort antall tilfeller leder til fremtidig oppblomstring av langt mer aggresive kreftformer enn den cellegiften var ment å fjerne. Dette er nærmere beskrevet i bind II – allerede i det første kapitlet.

For at den nye behandlingsmetoden skal kunne benyttes på en forsvarlig måte forutsettes et samarbeid mellom øst og vest og mellom autorisert og "alternativ" medisin. *Hvorfor* det er en nødvendighet og *hvordan* det skal gjennomføres er beskrevet i kapitlet «Broene» og utdypet i kommentarboken.

Det viktigste i den nye behandlingsmetoden er at den er orientert mot *helbredelse*. I tilfeller hvor dette ikke lykkes, vil behandlingen like fullt høyne kvaliteten på et liv med kreft. Som kjent fører samtlige behandlingsmetoder som autorisert medisin i dag benytter – operasjon, cellegift og radioaktiv bestråling – til midlertidig eller varig dårligere livskvalitet. Noe som ikke er like kjent, er at disse metodene i hovedsak kun fører til en forlengelse av livet, og i liten grad til en varig helbredelse. Dette var også helt ukjent for meg inntil jeg satt meg grundig inn i kreftstatistikkene for de siste femti årene.[4] Dette arbeidet var nødvendig for å oppfylle ambisjonen om å gi en bred dokumentert beskrivelse av både historikk og status for de behandlingsformene som har betydning for de valgene kreftpasientene til syvende og sist selv må gjøre.

Spørsmålet om pasientenes egne valg er imidlertid fraværende og et ikke-tema i dagens kreftbehandling. Alle viktige valg tas sentralt fra Radiumhospitalet. Dette er i og for seg ingen sensasjon, men at pasientene i liten grad eller overhodet ikke tas med på råd, var en uventet erfaring for meg. Jeg kom frem til at det må være noe helt spesielt for kreftens vedkommende, eventuelt forankret i gamle tradisjoner. Det gjør at pasientene i liten grad er oppmerksomme på at det er de selv som er i sin fulle rett til å ta det endelige valget om behandling, i noen grad også behandlingsform, og at valget ikke *må* tas for dem av onkologer og kirurger.

De skjer formelt ingen umyndiggjøring når vi legges inn på en kreftavdeling, men det jeg opplevde – med enkelte prisverdige unntak - var å møte veggen, istedenfor døren til en fruktbar dialog mellom fagkunnskapen og meg, og respekt for min selvbestemmelse. De mange og insisterende forsøkene på å omgjøre mine valg førte til at nevnte onkolog Wenche Gustafson i Tønsberg, hun som kjente meg og min helbredelse best, valgte å understreke i en av meldingene til sine kollegaer og «systemet» på Radiumhospitalet, at «pasienten er ved «sine fulle fem». Med en snert av kritikk, minst, av forsøkene på respektløs underkjenning av min kreftfrie tilstand og valg om «vente å se» om jeg ville fjerne den nå ufarlige og slankede rest av en svulst - som riktignok kort tid før hadde vært livsfarlig og så tykk at den innsnevret tykktarmen betydelig.

Min subjektive erfaring var at nervøse *blyanter* raskt ble forhåpningsfulle *fyllepenner* og endte som selvsikre *havannasigarer*, urokkelige i tolkningen av hva deres gjenkomst betydde.

Alle de involvertes *objektive erfaring*, den som ble formidlet av all avansert apparatur som var til rådighet, støttet de konklusjonene sigarene hadde gitt meg.

I og med at kreftstatistikken viser at det som er oppnådd, hovedsakelig er en forlengelse av livet, med enkelte viktige unntak for noen mindre utbredte kreftformer, er det desto viktigere å vise at det som betegnes kreftens gåte, selve kjernen i problemkomplekset, er å finnes utenfor selve sykdommen, men befinner seg og finnes innenfor organiseringen av kreftomsorgen. Det er denne gåten som må løses og avsløres for å kunne avvikle kreftens seiersgang i den siviliserte verden.

3. Gåten og løsningen

> *Det som er det mest forunderlige, og som samtidig er løsningen på problemet, er følgende: Innen de fleste realfag erkjenner man at alle våre oppfinnelser som nattsyn, ekkolodd, fly, røntgen med mer allerede er oppfunnet av naturen. Vi behøver bare å etterligne den. Om man i energiproduksjonen ville etterligne fotosyntesen, ville man også her ha løst problemet. Innen medisinen vet man hvordan alt går riktig for seg (fysiologi). Likeledes vet man hvordan ting går galt (patologi), og man forsøker å finne metoder til å rette på det som gikk galt (terapi). Det som mangler, er at man ikke erkjenner eller undersøker hvordan kroppen selv har konstruert sinnrike mekanismer på flere plan for å rette på det som har gått galt. Medisinsk forskning har i liten grad nyttiggjort seg at kroppen selv allerede har konstruert medisiner mot alle sykdommer.*
>
> Thoresens skriftlige reaksjon etter å ha lest "Gåten og løsningen"

Vestlig medisin har gjennom de seneste par århundrene knekket de fleste alvorlige og livstruende sykdommenes koder – i hvert fall når det gjelder symptomplagene. Kreftens gåte er derimot forblitt en gåte, på tross av de enorme faglige og økonomiske ressursene som er brukt på kreftforskning gjennom den moderne medisinens historie.

Ikke alle er klar over at det helt fra embryostadiet skjer mutasjoner[5] i organismen som vil føre til dannelse av kreftsvulster dersom ikke noe stanser og rydder vekk disse begynnende feilkonstruksjonene. Dette arbeidet utføres kontinuerlig av noe i vår kropp, og når dette noe på et tidspunkt slutter å fungere for stadig flere av oss, kan dette føre til livstruende kreftsykdom.

Å finne og forstå hva kroppen selv utfører, eller hvilke(t) stoff(er) kroppen selv produserer som fortløpende stanser mutasjonene, vil være et første og avgjørende skritt mot en endelig løsning. Hvis man lykkes med enten å kopiere disse prosessene eller hjelpe kroppen med selv å sette dem i gang igjen, og man kan gjenta dette på en stor andel av kreftsyke mennesker, vil også kreftens gåte være løst.

oOo

Etter å ha diskutert dette hovedspørsmålet med en onkolog, Wenche Gustafson ved Sykehuset i Vestfold, og etter beste evne forsøkt å sette meg inn i sentrale elementer ved moderne kreftbehandling og kreftforskning, er jeg blitt klar over at vitenskapen har hatt, og fremdeles har, et ensidig fokus på bare det ene av de to hovedelementene begrepet kreftens gåte kan underdeles i, nemlig

det som går riktig for seg, og det som har gått galt.

Kreftforskningen har en lang tradisjon med oppmerksomhet mot det som har gått galt. Forskningsressursene har gjennomgående vært rettet ensidig inn mot symptomene.[6] Dette handler som oftest, om siste stadium i kreftutviklingen, det vil si når det har gått galt så lenge at kreftsvulsten er blitt en trussel for omkringliggende vev og organer, i siste instans for menneskelivet. Det er ikke unaturlig at behandlerne har vist størst interesse for denne siden av kreftproblemet, i og med at det fortløpende har handlet om å redde flest mulig liv. Men for en amatør kan det virke underlig at ikke forskningen i større grad har fokusert på det som går riktig for seg, i den hensikt nettopp å hjelpe eller kopiere disse delene av prosessene.

Kreftforskningen har med tiden tilegnet seg mye kunnskap om hva som går galt, og hvordan det går galt, i den hensikt å utvikle metoder som skal forhindre at det går galt. Det har vist seg å være svært mange og kompliserte prosesser hvor feil kan oppstå, og som kan sies å være delårsaker til kreft. Spørsmålet er om dette fokuset noen gang vil føre til at man lykkes med å reversere eller stoppe mange nok av disse prosessene til at det kan snu menneskenes raskt økende tilbøyelighet til å utvikle alvorlige kreftsykdommer.

Et av eksemplene på hvor langt forskningen har kommet ut fra denne angrepsvinkelen, er et dansk forskningsmiljø som i mange år har arbeidet ut fra erkjennelsen av at det som kan gå galt, er svært mangfoldig, ja, at årsakene til sykdommen kan oppvise individuelle forskjeller. Derfor er deres fremtidsvisjon å lage en medisin som er tilpasset den enkelte pasienten, det vil si en medisin som er målrettet mot det stedet hvor det har gått galt, og spesifikt det som i disse spesielle cellestrukturene krever reparasjon.

For en amatør kan dette se ut som et sisyfosarbeid, og et nærliggende spørsmål er om det vil vise seg mulig å gjøre en slik fremtidsvisjon til virkelighet. Herav et nytt spørsmål: Hva vil det koste å utvikle en slik medisin? Vil andre enn verdens absolutt rikeste ha råd til å kjøpe den?

Hvis danskene har rett, har det som går galt, vist seg å være så sterkt forbundet med ytre årsaker og med det individuelle livsløpet at en ideelt sett behøver en spesielt tilpasset medisin for hver eneste kreftpasient for på en sikker og effektiv måte å kunne stanse den gale prosessen.

Det som går riktig for seg derimot, er ikke styrt av omgivelser og individuelle utviklingsprosesser. Det er en del av menneskets medfødte bagasje og er felles for alle. Den som finner det *noe* som ut fra naturen selv kveler sykdommen i fødselen eller kan stimulere en kropp som har mistet evnen til å gjenvinne det, har funnet medisinen for alle.

oOo

Hvis vi flytter hovedfokus fra det som går galt, mot det som går riktig for seg, oppdager vi snart at hundre års forsømmelser har etterlatt store hvite områder på kunnskapskartet. Områder som vi ikke engang visste var der. Om vi skjeler til en annen vitenskap, geografien, er vi her i en situasjon som kan sammenlignes med tiden da Afrikas indre bare var et enormt, hvitt og ubeskrevet område. Medisinsk er vi så vidt blitt klar over at Afrika eksisterer, det vil si at selvhelbredelse er den suverent mest effektive og enkleste formen for helbredelse av sykdom, og at det er mulig å stimulere denne helbredelsesmetoden helt bevisst og målrettet, både mot spesifikke sykdomstilstander og som forebygging ved effektivt å hindre at sykdommene oppstår. Østlig medisin generelt har gjennom mange tusen år utforsket selvhelbredelse og kjente "Afrika" som sin egen bukselomme, billedlig sagt, på en tid hvor europeerne ikke engang hadde begynt geografisk utforskning.

Takket være biologisk og generell medisinsk forskning vet europeisk medisin i dag mye om naturlige, organiske prosesser og hvordan de styres. Det vi derimot er tilnærmet helt uvitende om, er hvordan organiske prosesser kan gripe inn der det har gått galt, og gjenopprette de riktige prosessene, eventuelt også reparere skadene. Men vi vet at det skjer, og vi vet at all moderne medisin er fullstendig prisgitt slike prosesser. Hvordan kunne vi eksempelvis utføre kirurgi hvis ikke vår organisme på egenhånd var i stand til å helbrede sårene kirurgene påfører kroppen under operasjonene? Vi skulle forblø av det minste lille skrubbsår hvis ikke noe ble gjort innenfra kroppen selv for å forhindre det.

Hvorfor kan vi ikke mer om slike prosesser, ikke engang nok til at vi har kunnet begynne å utvikle metoder eller medisiner som hjelper organismen til å opprettholde disse prosessene? Nesten uten unntak er våre metoder og medisiner en ekstra belastning for organer som lever, nyrer og hjerte, eller de kommer i direkte konflikt med det som er selve sentralen for de naturlige helbredelsesprosessene – vårt eget immunforsvar.

Det er minst to årsaker til uvitenheten om det som stanser de farlige mutasjonene i vår kropp, og dermed om det som er i stand til å hindre kreftutviklingen hos et flertall av oss. Den første årsaken har sammenheng med det som er nevnt om forskningens hovedfokus. Det har vært viet kreftsvulstene og bekjempelsen av dem. Den andre årsaken springer direkte ut av den første og er etisk motivert: Det er nemlig aldri blitt forsket på andre pasienter enn dem som har fått den behandlingen som til enhver tid har vært ansett som den mest effektive, og som består i forskjellige former for fjerning av symptomene – enten ved kirurgi, cellegift, bestråling eller forskjellige kombinasjoner av disse metodene. Av innlysende, etiske årsaker har man ikke kunnet anbefale pasientene å ta risikoen ved å beholde symptomene gjennom et forskningsprosjekt. Dette har forhindret forskerne fra å få kunnskap om det som skjer i kreftcellene, svulstene og kroppen for øvrig hos pasienter hvor veksten i svulstene enten hemmes, stanser opp eller blir mindre og kanskje helt forsvinner gjennom selvhelbredelse. I dag finnes det bare én medisinsk betegnelse på de forskjellige formene for sykdomsforløp hvor kreftsvulstene utvikler seg betydelig gunstigere (for pasienten) enn det som kan forventes ut fra en medisinsk statistisk erfaringsbakgrunn. Alle slike tilfeller går under fellesbetegnelsen *anekdotisk helbredelse* – som i realiteten innebærer at helbredelsen ikke har noen kjent årsak. Hva som forårsaker anekdotisk helbredelse, som strengt tatt er en fullverdig helbredelse, vet altså legevitenskapen ingenting om.

Det finnes riktignok pasienter som av forskjellige årsaker selv har valgt ikke å gjennomføre den anbefalte kreftbehandlingen, og man kan tenke seg muligheten av at enkelte av disse kunne vært frivillige i en forskningssammenheng. For å gi seg i kast med en slik forskning må man imidlertid først overvinne en aktiv negativitet innenfor den autoriserte kreftbehandlingen overfor den ikke-autoriserte (og i Norge ulovlige) behandlingen. På den ene side er en slik holdning nødvendig for å hindre utbredelse av virkningsløs behandling av ikke-kvalifiserte behandlere, men på den annen side kan den samme holdningen hindre utbredelsen av virkningsfull behandling av meget kvalifiserte behandlere og forskere.

For både effektivt å hindre kvakksalvere og samtidig oppmuntre til forskning innenfor sektorer der kliniske resultater indikerer at forskningen kan bære frukter, kreves en fordomsfri undersøkelse av det som skjer utenfor det autoriserte behandlingsapparatet. Isteden har man så langt avvist alt som ikke følger det skolemedisinske forskningssporet. Det tas forbehold om et mulig unntak i form av et prosjekt under Universitetet i Tromsø ved navnet NAFKAM (*Nasjonalt forskningssenter innen komplementær og alternativ medisin*). NAFKAM er den eneste institusjonen i sitt slag innenfor den vestlige forskningsverdenen og ble i juni 2010 aktiv samarbeidspartner med FN-organet WHO (*World Health Organization*). Om NAFKAM faktisk har en fullstendig fordomsfri åpenhet ved undersøkelsen av andre former for forskning enn den som bygger på et naturvitenskapelig perspektiv, har vært omdiskutert helt fra etableringen, en diskusjon jeg ikke har forutsetninger for å delta i.

Disse synspunktene reiser i neste omgang følgende spørsmål:

> *Hvis det kommer en som gjennom klinisk praksis kan vise at han har funnet en metode som stimulerer kroppens egen måte å stanse de uønskede prosessene som fører til kreft, og som i mange tilfeller også kan synliggjøre at han kan reaktivere denne evnen der den er satt ut av spill, vil det norske forskningsmiljøet da være tilstrekkelig åpent og fordomsfritt til at han får anledning til å bevise i kontrollerte forsøk – forsøk hvor hele den vitenskapelige verden kan følge med på hva som skjer – om han virkelig er i stand til det?*

4. En ny begynnelse

Fortsettes

Dag 1, ettermiddag
Når familien er samlet og det dukker opp medisinske eller andre vitenskapelige problemstillinger i samtalen, så er det ikke lenge før en eller annen snur seg mot E. og sier:
"Du som jobber på sykehus, du må da vite det" – hvis ikke E. allerede har kommet denne standardreplikken i forkjøpet og har oppløst problemstillingen med en detaljert og ofte faglig avansert forklaring, på grensen eller over grensen til det allment forståelige.
E. er spesielt god på medisinsk biokjemi og jobber på Sykehuset i Vestfold.

Da jeg var ferdig med undersøkelsen hos Drivenes, ringte jeg til laboratoriet og ba sekretæren der oppe (3. etage) si fra til E. at jeg ventet på henne på terrassen utenfor sykehuskantinen. Mens jeg ventet, rigget jeg til to stoler, en å lene meg bakover på og en til å ha bena på, og jeg snudde ansiktet mot solen – nøyaktig på samme måte som jeg ville ha gjort selv om jeg ikke hadde fått en mulig dødelig diagnose for bare noen få minutter siden. Det var en overraskende og befriende erfaring.

Kanskje er det ikke så ille som jeg har trodd å være praktisk talt døende likevel, tenkte jeg og kjente intenst velbehag ved de virkelig varme solstrålene. Dette var stråler som ikke bare varmet opp det ytterste laget av meg, men trengte dypt inn i mitt innerste indre. Det handlet om liv, der inne, og om en livgivende kraft jeg satt så umåtelig stor pris på at jeg bestemte meg for ikke å være fullt så døende som jeg hadde vært for noen sekunder siden, kanskje ikke døende i det hele tatt lenger.

Jeg begynte virkelig å tenke over denne problematikken fra en synsvinkel som var ny for meg og som hadde jeg hadde vært fullstendig uvitende om i det hele tatt fantes inntil for noen minutter siden, da jeg faktisk *hadde fått en dødelig diagnose,* noe det kanskje ikke heter rent faglig, men som likevel var helt nøyaktig det jeg hadde fått: beskjed om at jeg var dødelig. Det var noe jeg ikke hadde vært klar over før nå, tro det eller ei, at jeg virkelig er dødelig. Og ikke bare dødelig, jeg var på dette tidspunktet langt mer dødelig enn de aller fleste som det var naturlig å sammenligne meg med.

Som en surfer på livets solfylte overflate hadde jeg tenkt at dødelighet er noe som tilhører en eventuell død. Brått ble det omvendt; at det er livet som tilhører døden – ikke døden som tilhører livet.

Mye er naturlig nok tenkt i ettertid, etter at jeg halte fram de ufullstendige stemningsrestene fra PC-en min, fra det som var en slags pasientdagbok og som jeg hadde satt meg fore å lage litteratur av. Det jeg også tenker nå og kommer til å tenke over lenge, er spørsmålet om hva solen i de salige solfylte sekundene på de harde kantinestolene hadde å gjøre med den helomvendingen i livet mitt som så smått begynte å ta form.

Ikke er det reinkarneringen av den gamle egyptiske tilbedelsen av Ra, solguden. Ikke er det den nye revolusjonerende oppdagelsen av hvordan solen på nesten mystisk vis omskaper underhudsfettet vårt til enorme mengder D-vitamin, noe som naturvitenskapelig forskning nylig har avslørt kan ha tilsvarende mirakuløse virkninger på mange alvorlige sykdommer, inklusive kreft.

Nei, her er det noe som ingen jeg kjenner til, har tenkt eller forsket på ennå. Noe som muligens enkelte av kulturhistoriens poeter har kommet nærmest. Jeg avrunder denne digresjonen med min foreløpige konklusjon: Kan hende er det viktigst å oppleve gleden og forventningen når den ubeskrivelig herlige problemstillingen dukker opp; er det den aller siste vinterdagen eller den første vårdagen idag?

Jeg lå mellom kantinestolene og var den eneste som hadde oppdaget hvor deilig det var å sitte her ute blant snørestene istedenfor å kjenne solvarmen som noe nesten irriterende gjennom store, tykke glassruter. Hvor mye nytt det plutselig var blitt å venne seg til! Bare i løpet av noen sekunders iakttakelse av en screening og litt småprat etter undersøkelsen om hva som skulle skje videre, var livet blitt forandret og jeg blitt *en annen*. Så annerledes enn alt annet vi sammen hadde vært med på. Jeg ville ikke blitt mer overrasket om hele scenebildet hadde forvandlet seg og et helt nytt og ukjent univers hadde sprunget ut foran øynene mine.

Den permanent rynkede pannen til Drivenes var riktignok noe jeg ville ha kunnet forestille meg, basert på tidligere livserfaringer, men det å se den som resultatet av det vi sammen hadde sett på skjermen var nytt. Så nytt som det aller nyeste nye jeg noen gang hadde kunnet fantasere om eller dikte frem selv i mine aller mest berusede eller sinnsforvirrede øyeblikk. Pannen til Drivenes var en taust talende, konstant kontrast, til munnen og stemmebåndenes forserte forsikringer om at når dette nå umiddelbart ble fulgt opp ville det være gode sjanser for at det kunne gå bra.

Rynken ville ikke flate ut, selv ikke etter en lang og vel planlagt pause før han kom til et spørsmål han nok helst ikke ville ha stillet men så seg nødsaget til, og han stilte det på en så tilgjort nøytral måte som han overhodet var i stand til: Det lavmælte og tilsynelatende lett henslengte spørsmålet hans om hvorfor det hadde tatt nesten et år fra jeg hadde gått til lege og til jeg nå var innkalt til coloskopi, gjorde det ikke vanskelig å forstå at bak rynken - som på ingen måte kledte den unge og ellers glatte mannen - bak pannen og inne i hodet hans var det en alvorlig irritasjon over dette venteåret.

Konkret handlet irritasjonen, som egentlig var en dyp bekymring på mine vegne, om noe jeg som amatør ikke visste nok om ennå, men som jeg fikk detaljert kunnskap om av en *onkolog* (kreftspesialist) noen uker senere: En svulst som var blitt så stor som min, som etter mer presise målinger senere viste seg å strekke seg langs fem centimeter av siste del av tykktarmen, hadde erfaringsmessig kommet opp i så høy veksthastighet og med så stor spredningsevne til andre organer, at det året som var gått fra jeg gikk til legen og var blitt undersøkt var å regne som noe bortimot fatalt.

Der og da behøvde jeg imidlertid ikke noen kvalifisert beskrivelse fra onkolog på å forstå at sjansene for at dette faktisk kunne komme til å gå bra, på langt nær var så gode som Drivenes forsøkte å gi meg inntrykk av. Selv onkologens beskrivelse var nesten som en livsforsikring å regne sammenlignet med det jeg langt senere kom til å oppdage - da jeg fikk anledning til å legge sammen to og to, fikk innsyn i det korrekte foreliggende statistiske materialet og der kunne kombinere de statistikkene som var aktuelle å kombinere i mitt tilfelle. Jeg fant frem til riktig prosentsats for sannsynligheten for overlevelse, noe som egentlig bare ga den eksakte kunnskap om at her måtte det enten et mirakel til, eller å finne en helt ny og effektiv behandlingsmåte som dessverre ennå ikke blir tilbudt norske kreftpasienter. En gnist av håp om et tilbud i form av å få anledning til å delta i et forskningsprosjekt – i aller siste øyeblikk. Det håpet som alltid mennesker i min livssituasjon vil ha.

Ingenting av dette opptok tenkningen mens mens jeg lå under solens velsignelse og ventet på E, for jeg hadde ennå ikke sett en eneste kreftstatistikk eller satt meg inn i legenes hjelpeløshet hver gang de ble konfrontert med en ny pasient med fremskreden kreftutvikling.

Ingenting av det Drivenes sa i den korte tiden vi var sammen ble sagt så tydelig at jeg fant anledning til å motsi bekymringen hans ved å fortelle historien om det som hadde vært min store bekymring en del av dette venteåret: Å møte diagnosen midt i mørketiden, og det som hadde skjedd i mellomtiden, fra jeg først oppsøkte lege og frem til nå, historien om nålestikket, blyantene og de fete fyllepennene.

Like bra egentlig, at jeg ikke fikk sagt noe om dette. Det ville antakelig bare irritert Drivenes enda mer enn at det helsevesenet som han selv befant seg midt inne i, hadde gitt meg en anledning til å la mine egne, og i hans ører ganske sikkert halsbrekkende overlegninger, få styre min sykdomsutvikling gjennom et helt år.

oOo

Selv med lukkede øyne mot solen var det ingen tvil lenger - dette var definitivt en vårdag. Det ble to minutter i et slags enerom med naturen før jeg ble sendt ut av kontemplasjonen av lyden av den tunge terrassedøren som dro seg igjen ved egen hjelp.

E. sto der i den hvite frakken sin, noe som gjorde henne til en helt annen enn den E. jeg vanligvis var gift med. Og etter den korte, saklige beskjeden kunne jeg fortelle at fornemmelsen av skjelvinger i kroppen, som jeg hadde kjent da jeg gikk ned trappen til første etasje, gjennom kantinen og ut på terrassen, hadde gått over da jeg fikk rigget meg til i stolene foran solen. Jeg fortalte også at jeg var usikker på om skjelvingene kom av kombinasjonen av å ha fastet og drukket to liter saltvann sammen med noe annet som garanterte at tarmene ble skylt helt rene, og deretter den ubehagelige coloskopien, eller om skjelvingen skyldtes resultatet av undersøkelsen.

Etter en pause, uten en lyd eller endring av våre posisjoner og uttrykk, gikk jeg rett over til den teknikken jeg hadde lært av Drivenes; fortalte at det sikkert kom til å gå bra, osv. og om hva som skulle skje de nærmeste ukene. Jeg sa ingenting om den permanente rynken i pannen til Drivenes og om at han, uten egentlig å ville det, nærmest i klartekst hadde formidlet at utsiktene hadde vært annerledes hvis jeg bare hadde kommet et år tidligere. Da måtte jeg også forklart E. at min egen vurdering var at det var bra som det var, og hvorfor jeg mente det var bra at jeg ikke hadde fått diagnosen før denne første fine vårdagen. Jeg visste fra flere tiårs diskusjoner at E. var altfor lite innstilt til å inngå kompromisser med sin vitenskapelige legning og faglige bakgrunn til å kunne se noen trøst i mine synspunkter – spesielt i denne situasjonen, som nok enda mer for henne enn for meg var blitt et spørsmål om liv eller død.

Deretter ble det ikke så mye mer å snakke om. E. tørket tårene og foreslo at hun skulle hente en salat og litt te fra kantinen til meg. "Og til deg selv," ropte jeg etter henne, ivrig etter å dytte noe ned i det dype hullet som brått var oppstått etter den alvorlige bristen på omsorg jeg hadde vist henne ved å få en slik sykdom.

På hjemveien begynte jeg å legge planer, veldig forskjellige fra de jeg pleide å legge. Vanligvis var de store – både i utstrekning og tid, og ikke sjelden stilte de også krav til andre som måtte hjelpe meg med å utføre dem. Denne planen skulle jeg klare å realisere selv, helt alene og ganske snart.

Da vi krysset sundet over til Nøtterøy hadde jeg sett for mitt indre blikk at vi kunne stanse på Teie Torg og undersøke hva Meny-butikken hadde i delikatessedisken. E. var uforberedt på å skulle være med å planlegge en lunsj nr. 2, men jeg hadde etter hvert fått et uforklarlig overskudd av tiltakslyst og gjennomføringsevne, så dette skulle jeg klare uten at hun behøvde å gjøre annet enn å være enig. I det minste late som at hun var enig i at det var en god plan. Hun kunne bare sitte i bilen så lenge og behøvde ikke engang å finne ut hva hun hadde lyst på. Det skulle jeg ta meg av.

Jeg hadde jo for lengst oppdaget at dette var en vårdag vi ikke måtte la glippe ut mellom hendene på oss i den distraksjonen som ofte følger etter påtrengende fremtidsscenarier, uansett hvor hypotetiske de måtte være. Når vi kom hjem, skulle jeg ta utemøblene frem fra uthuset og lage en sen lunsj som skulle vare lenge, med alt som hørte til, og som vi ikke kom til å glemme på en stund.

Det hadde allerede vært en lang dag. Den begynte i grenselandet mellom vinter og vår og ble etter hvert den første forsommerettermiddagen i mitt nye liv.

5. Hvem er Are Thoresen?

> *Når det gjelder Are Thoresen, er jeg full av aktelse. Han er en av de mest spennende skikkelser vi har i norsk medisinsk forskning i dag. Og jeg finner det svært interessant at det er han, som veterinær, som har tatt opp det helt sentrale spørsmål i legevitenskapen: Hvorvidt legens intensjon er av vesentlig betydning for den medisinske behandling.*
>
> Vilhelm Schjelderup, lege

Først et par ord om de kapitlene i boken som beskriver de to forskerne som har satt seg fore å bygge en bro mellom østlig og vestlig virkelighetsforståelse og disse svært ulike kulturenes medisinske tradisjoner. Muligens fordi jeg opplever dem som like forskjellige «temperamenter» som de vitenskapelige tradisjonene de har valgt å hente sitt forskerverktøy fra – akupunkturmedisin og teknologisk avansert mikrobiologi - har min formidling av dem blitt til på sine egne og helt forskjellige premisser.
    Det de to har felles er at begge har sin formelle skolering i den vestlige tradisjonen, men har en individualistisk og utradisjonell vei fra skolebenken og frem mot å løse de oppgavene som boken forteller om – som høyst selvstendige *forskere* (i ordets utvidede betydning).

Istedenfor personkarakteristikker og beskrivelser, har jeg valgt å introdusere Thoresen som fagperson, på hans egne og to av hans kollegaers premisser. Ingressen følges av en annen medisiners omtale, og deretter har jeg valgt ut to tekster av det Thoresen har presentert for meg og som jeg finner velegnet til å tjene som en første skisse av et faglig selvportrett. Samtidig formidler han her kjernepunkter i et medisinsk livssyn av mer universell enn personlig karakter.

I kommentarboken kommer Thoresen til orde i en lengre samtale som kobler hans yrkeskarriere til biografi og personlige særtrekk, delvis basert på innspill jeg kommer med ut fra omtaler fra andre som kjenner ham, og delvis på samtalens egne premisser.

Med Thoresens forskerkollega, molekylærbiolog Sergio Manzetti, var det annerledes. Jeg tror det skyldtes hans umiddelbare åpenhet, som inviterte til å ta del i og beskrive hans personlighet på en mer direkte måte. Det hadde gått lang tid fra jeg indirekte ble kjent med ham, gjennom en nærmest myteomspunnet forhåndsomtale av hans faglige kompetanse og forskerinnsats, til jeg fikk møte det ungdommelige fyrverkeri som, uten overflødige introduksjoner, smadret min forutinntatthet på en måte som også rev med seg min plan for kapitlet om ham. Isteden måtte jeg etter beste evne bare forsøke å henge med og få notert meg mest mulig av hans sterke synspunkter på medisinsk forskning, generelt og gjennom hans fargerike beskrivelse av samarbeidet med Thoresen.

De av oss som har forsøkt å fremstille utsnitt av virkeligheten så sannferdig som mulig ved hjelp av ord, vet at realisme i litteraturen er enda vanskeligere å uttrykke gjennom forsøk på å kopiere realitetene enn i noen grad å abstrahere - rendyrke enkeltheter som livets fenomener er sammensatt av. Om noen kommer til å tro at jeg på enkelte punkter overdriver i beskrivelsen av Sergio Manzetti (som innleder bokens tredje del), må de gjerne tro det. Sett fra min side fremsto det som umulig å bruke for sterke ord, mens det i tilfellet Thoresen er en tilsvarende vanskelighet, bare men med motsatt fortegn. Derfor ble da også formen på disse to kapitlene så forskjellige, både fra hverandre og fra min disposisjon og plan for dem.

OOo

Thoresen er ikke bare flegmatisk. Han *er* flegmatisme: en ugjennomtrengelig ro som jeg ennå ikke er fortrolig med i en slik grad at jeg kan beskrive hva den er fylt av. Jeg tviler ikke på at han også har temperament. Imidlertid begrenser jeg meg her til å beskrive hans faglige side, hvor han omtaler sine opp- og nedturer i det samme langsomme, lavmælte toneleie.

Det er da også det han har utrettet, mer enn den han er, som er interessant for meg. I og med at jeg ikke har hatt kontakt med hans faglige motstandere – som jeg har en mistanke om er motstandere mye på grunn av manglende kunnskap om hans virksomhet – er fremstillingen nødvendigvis ensidig. Hans irske kollegas, Phil Rogers, omtale av ham forteller også noe om vanskeligheten forbundet med å kartlegge Thoresens faglige "univers", hvis innhold jeg bare kan uttrykke i en overfladisk og mer allment tilgjengelig form.

Thoresen og Rogers er kolleger innenfor den spesielle grenen av medisin som betegnes som *veterinær akupunktur*. Thoresen har sin medisinske grunnutdanning fra Norges Veterinærhøgskole, en utdanning som er mer lik legestudiet enn de fleste er klar over. Han har også skolert seg innenfor det han har funnet interessant å perfeksjonere av såkalte alternative terapier, hvor akupunktur har forblitt hans foretrukne behandlingsmetode. Hermed menes ikke først og fremst den metoden det undervises i på lærestedene, men en videreutvikling av denne som har gjort ham til en internasjonalt anerkjent forsker/foreleser på dette spesialområdet.

Et av de utallige eksemplene på hans utstrakte reisevirksomhet gjennom mer enn tretti år er at når dette manuset klargjøres for en ikke-kommersiell 1. utgave – vi skriver i dag 7. desember 2013 –, er Thoresen gjesteforeleser på Murdoch University i Fremantle, Australia, etter invitasjon fra professor Bruce Ferguson.[7]

Ettersom mye av nyvinningene i arbeidet med hunder og hester har direkte overføringsverdi på menneskets organisme, ble human praksis ikke bare en klinisk beskjeftigelse, men et tredje fagfelt hvor hans videreutvikling av akupunkturfaget hadde nyttevirkninger i alle retninger. Slik har hans oppdagelse av hvordan man kan helbrede kreft hos hunder og hester, også kommet et stort antall mennesker til gode.

Det må understrekes at for Thoresen er ikke dyrene forsøksdyr med menneskenes helse som endelig mål. Når det gjelder andre sykdommer, kan det like gjerne være hunder og hester som drar nytte av "forsøk" utprøvd på mennesker.

Følgende sitat er en noe forkortet utgave av Rogers' omtale av Thoresen i den engelske oversettelsen av sistnevntes bok *Veterinary Medicine: Complementary and Alternative Methods* (Amazon 2013), hvor han beskriver sin medisinske tenkning og metode:

> «*Thoresen er en uvanlig mann. Han er human- og veterinærakupunktør, vanlig veterinær, agronom og både en av stifterne og lederne av og underviser ved NOVAS (Nordisk*

Veterinær Akupunktur Selskap). Han har oppnådd internasjonalt ry som både human- og veterinærakupunktør, og hans humane og veterinære klinikker er viden kjente. Noen av hans pasienter kjører mer enn 200 mil til vakre Sandefjord for å konsultere ham om sine eller sine dyrs problemer. Kolleger fra hele verden kommer også for å se ham behandle sine pasienter.

Han er den mest imponerende kollega jeg har hatt det privilegium å kjenne. Han har vært min venn og inspirator i mange år, men det var ikke alltid slik. Jeg hørte ham tale på IVAS' (International Veterinary Acupuncture Society) første europeiske kongress i Belgia i 1984. Da trodde jeg han var forrykt fordi hans ideer innen medisin og terapi var så forskjellige fra dem som var vanlig godtatt, og fordi de terapeutiske resultatene han påstod han hadde, var meget bedre enn de jeg selv hadde på den tiden. Senere forsto jeg at min avvisning av Are utelukkende var utløst av frykt for at han kunne forandre min medisinske verdensanskuelse. Jeg svelget min egoistiske stolthet og spurte om jeg kunne få besøke ham og iaktta hans metoder. Jeg ville ikke tro det han sa, uten at jeg kunne verifisere det selv. Are gikk med på et besøk, og det ble for meg begynnelsen på min oppvåkning. Siden har jeg besøkt Are flere ganger og har talt med hans pasienter og eierne av de dyrene han har behandlet. De har bekreftet at hans metoder er vellykkede innen terapi og helbredelse.

Are har vært min tålmodige lærer i flere år nå, og jeg har lært meget av ham. Allikevel vil jeg anta at hans kontroversielle ideer vil opprøre mange kolleger som ikke kjenner Are slik jeg gjør det. Lesere som ikke er kjent med akupunktur, holistisk tenkning og alternativ medisin vil finne det vanskelig å akseptere hans ideer og tanker. Etter en første presentasjon vil mange avskrive hans prinsipper som feiltagelser (min første reaksjon ved vårt møte i 1984). Jeg vil oppfordre dere som reagerer slik, til å tenke dere om to ganger. Les Ares beskrivelser om igjen! Og om du da fremdeles ikke forstår, les om igjen inntil du forstår. Når du begynner å forstå og ta i bruk Ares visdom i din praksis, da vil ditt liv og ditt syn på medisin for alltid bli forandret.»

Rogers bruker i teksten to faguttrykk, "overskudd" og "underskudd", to sentrale begreper innenfor akupunkturteorien som ga meg fortsettelsen på kapitlet. Den kan nemlig Thoresen selv stå for. Bakgrunnen for det følgende er den iveren han mange ganger underveis i vårt samarbeid har hatt etter å skrive denne boken selv. Etter mitt syn ville han da sannsynligvis ha oppnådd at den ble utilgjengelig for alle andre enn noen få internasjonale størrelser innenfor hans forskningsfelt – en utvalgt minoritet av kolleger som har nådd frem til en forståelse av hans tenkning og uttrykksmåte gjennom en tilsvarende prosess som den Rogers ovenfor beskrev han måtte gjennomgå for å få utbytte av Thoresens fremstillinger.

Denne naturlige iveren ble jeg først kjent med da Thoresen leste fagkorrektur på et av de andre kapitlene. Han kunne ikke dy seg lenger, men mente det var på høy tid å gripe inn for å korrigere en av mine og den øvrige menneskehets utbredte oppfatninger av sykdom. Han ba derfor om å få føye til et par linjer til min tekst, slik at den ble i overensstemmelse med det han mener er den korrekte oppfatningen av hva sykdom egentlig er.

De "par linjene", som nå var blitt til mer enn ti sider, passet ikke helt inn i det kapitlet jeg hadde skrevet et utkast til. Det passer utmerket i det kapitlet jeg nå har begynt på, og hvor Thoresen så desidert er hovedpersonen at jeg ikke vil nekte ham spalteplass. Jeg har imidlertid gjort et utdrag bestående av det jeg selv forsto – med den begrunnelsen at det jeg selv ikke forstår av de ti sidene heller ikke er forståelige for flertallet av de leserne jeg henvender meg til.

Thoresens tekster «Sunnhet og sykdom» og «Helbredelse» er adskilt av en vekt i tydelig ubalanse og en kommentar fra meg.

Sunnhet og sykdom

Man kan betrakte sunnhet og sykdom på flere måter, og definisjonene har også forandret seg fundamentalt opp gjennom tidene.

Om man i de virkelig gamle kulturene generelt betraktet helse som et komplekst samvirke mellom en sunn sjel i et sunt legeme (som for eksempel i oldtidens Hellas), eller om dette synet bare gjorde seg gjeldende i de øvre sosiale klassene, vet jeg ikke, men dette varierte vel med de forskjellige kulturenes rikdom. Når den daglige kampen for å overleve stilner, krever man mer av livet enn bare å kunne fungere fysisk. I middelalderens Europa ble sunnhet av den jevne befolkningen oppfattet mest som fravær av kroppslig sykdom, kanskje bare det å overleve ble karakterisert som å være frisk. I vår moderne tid, i de rike vestlige landene, legges det vekt på at helse og sunnhet ikke bare består i fravær av sykdomssymptomer, men også i positive elementer som muligheten for å realisere seg selv, balanse, overskudd og ikke minst *glede*.

Dette er i større grad i overensstemmelse med hvordan man oppfatter sunnhet og sykdom innen den komplementære, *holistiske* (helhetsorienterte) medisinen – som jo i seg selv må sies å være et overskuddsfenomen i vårt velstandssamfunn. Holistisk medisin definerer sykdom som *ubalanse*, kroppslig og/eller sjelelig, selv om denne ubalansen ikke nødvendigvis fører til ytre sykdomssymptomer. På samme måte kan sunnhet defineres som *balanse*. Men hva er det som skal balansere?

- Oppbygging skal balansere med nedbryting.
- Søvn skal balansere med våken tilstand.
- Utskillelse skal balansere med opptak.

Dessuten en rekke andre prosesser.

Om denne balansen forrykkes og på en eller annen måte blir til ubalanse, spesielt i *underskudd,* da vil symptomer på sykdom oppstå – først som umerkelige avvik i psyken, i humøret, så som mer akutte eller kroniske forandringer i deler av organismen.

Disse symptomene oppstår, fremkalles eller skapes av oss selv for å hjelpe organismen med å takle den inntrådte ubalansen, altså indusere selvhelbredelse. Symptomene er altså tegn på en ubalanse og oppstår for å avhjelpe den ubalanserte prosessen. Om nyrene for eksempel ikke fungerer som de skal (er i underskudd), så må det utskilles mer urin via huden, og vond kroppslukt oppstår som et symptom, eller det kan være en tørr eksem. Dette er for å avlaste nyrene. Slike symptomer må vi da ikke undertrykke, men isteden hjelpe nyrene med å gjenopprette sin opprinnelige balanse.

Alle prosessene som regulerer livet må balansere innad og utad i et finjustert samspill. For å kunne hjelpe en syk organisme med dette må vi tilegne oss så mye innsikt i prosessenes egenart som mulig, slik at vi kan kjenne dem igjen i symptombildet.

Bak alle livsytringer ligger det prosesser. Alt i organismen styres og påvirkes av disse – som balanserer eller *kontrollerer* hverandre i et system basert på kompliserte feedbackmekanismer som enten stimulerer eller *sederer* (demper – min anmerkning) de prosessene som skal kontrolleres.

Disse feedbacksystemene holder prosessene i likevekt. Om balansen kommer for mye ut av likevekt, vil diverse hjelpemekanismer tre i funksjon, både av kroppslig og adferdsmessig art, som

- Selvstimulering av akupunkturpunkter
- Aktivering av ECIWO-systemene (et holistisk system basert på at i hver del eller i hvert organ kan også organismens helhet gjenfinnes – i et annet uttrykk)
- Regulering av vekst i hår, negler/hover
- Søken etter virksomme planter (i moderne tid mer hos dyr enn mennesker)
- Regulering av matinntak
- Kompenserende prosesser som vi erfarer som sykdomssymptomer

Disse siste vil få oss til å føle oss reduserte og syke i mer eller mindre grad, og dersom de ikke bidrar til å gjenopprette energibalansen, vil til slutt kroniske patologiske forandringer oppstå. Vi må ikke oppfatte prosessene i seg selv som friske eller syke, på samme måte som et gevær ikke kan beskrives som godt eller ondt. Eller som en marxist sa på 70-tallet: "En traktor kan være enten kommunistisk eller kapitalistisk."

Til daglig vil vi altfor lett oppfatte prosesser som fører til sykdom, som "syke prosesser", og de prosessene som opprettholder sunnhet, som "sunne prosesser".

Livet – både plante- og dyreriket – har i løpet av eoner utviklet seg innen rammen av et begrenset antall prosesser. Disse prosessene har tilpasset seg utallige formål, som i de ulike artene viser seg på de forskjelligste måter. For eksempel vil utskillelse av avfall foregå på varierende måter hos fisk, fugler, planter og insekter, men prosessen er allikevel den samme. Likeledes vil psykiske ytringer vise seg hos de forskjellige livsformene på forskjellig måte. Eksempelvis vil egenskaper som hengivenhet eller seksualitet manifesterer seg hos planter, fisk og dyr på måter som gjør at det kreves stor innsikt og kunnskap for å kunne gjenkjenne de felles grunnprosessene.

Det er viktig å forstå at livet ikke har utviklet syke prosesser – noe som i seg selv ville ha vært ganske dumt. Jeg vil nevne noen få prosesser som er nødvendige for livet, og hva som vil skje når disse prosessene kommer ut av likevekt enten i overskudd eller underskudd.

Eksempler på friske og sunne prosesser:

1. Utskillelse av urin i nyrene
2. Avleiring av kalk, fosfor og magnesium i knoklene
3. Utskillelse av avfallsstoffer i tykktarm, nyre og galle
4. Utskillelse og opptak av gasser i lungene
5. Hormonproduksjon i kjertlene

Om disse prosessene blir for sterkt fremtredende, om de opptrer i overskudd, vil de forårsake tilstander som vi opplever som usunne og sykelige:

1. Inkontinens (sengevæting)
2. Forkalkninger
3. Diaré
4. Svimmelhet
5. Nymfomani, pseudograviditet (innbilt graviditet)

Legg merke til at de usunne og sykelige tilstandene er satt opp i samme rekkefølge som de friske prosessene og ikke er annet enn de friske prosessene i overskudd. Denne tankegangen blir enda klarere om vi setter opp denne listen nok en gang, men nå som eksempler på prosesser i underskudd:

1. Urinsyregikt
2. Benskjørhet
3. Hodepine, forstoppelse
4. Tungpustethet, angst
5. Uteblivelse av seksualsyklus

Vi ser av dette at det ikke finnes prosesser som i seg selv er syke. Alle prosesser er til for livets bevaring, det er bare når prosessene blir for sterke eller for svake at symptomer opptrer – i den hensikt å dempe eller stimulere prosessene slik at balanse gjenopprettes.

Alle normalt balanserte prosesser opprettholder livet. Men, når sterk psykisk eller fysisk stress fører til ubalanserte prosesser, oppstår det ubehagelige og uønskede symptomer. Sykdom er en ellers normal prosess som det enten er for mye eller for lite av – på galt sted eller feil tidspunkt.

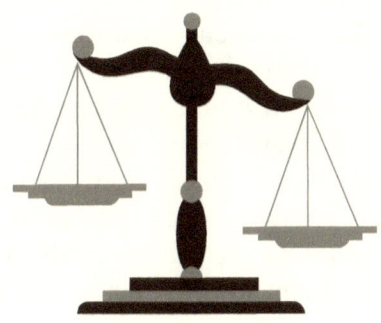

Når det gjelder kreft, har naturvitenskapelig medisinsk forskning riktig nok konstatert at det er noe som har gått galt med vårt immunforsvar og spesielt med organismens evne til å regulere veksten og forme den til funksjonelle cellestrukturer. Men også her har forskningen fokusert på de prosessene som går galt, med det resultat at vi vet mye om det som går galt i immunforsvaret, hvilke forsvarsverker som bryter sammen, og ingenting om det som skal til for å gjenopprette normal celledeling i de organene eller vevsstrukturene der kreft har oppstått.

Er det slik fordi *kreftforskningens utgangspunkt er at sykdommen ikke kan helbredes ved selvhelbredelse eller andre naturlige metoder* – at ingen har forestilt seg at *reduserte eller ødelagte "vekstregulatorer" kan stimuleres eller bringes tilbake til normalt funksjonsnivå*? Eller er det helt andre årsaker?

Kan det være et moment at selvhelbredelse er gratis? Effektiv restaurering av organismens iboende evne til å helbrede seg selv kan ikke patenteres, et forhold som er demotiverende for kommersielt initiert medisinsk forskning – som i overveldende grad kjennetegner størsteparten av forskningen.

Ved å gjøre befolkningen generelt friskere vil man også styrke den offentlige økonomien, men samtidig vil dette føre til kraftig nedbygging av en av de rike landenes sterkest voksende og mest lukrative industrier, og [...].

Jeg avbryter her ettersom sammenhengen mellom økonomi og kreftbehandling senere i boken vil bli belyst av ham selv og spesielt hans kollega Sergio Manzetti – referert og supplert av meg selv med egne refleksjoner over temaet.

Fortsatt er det Thoresens medisinske synspunkter som skal refereres, nok en gang uten mine omskrivninger. Denne gangen gjelder det ikke en rettelse av en alminnelig utbredt misforståelse, slik det forrige innslaget var, tvert i mot. Dette er et "nytt" felt – nytt i vitenskapelig forstand, men med store, sterke røtter i tradisjonell folkemedisin – som Thoresen står i bresjen for, og som vinner større utbredelse, også innenfor autorisert medisin. Det dreier seg om begrepet naturlig kreftbehandling – denne bokens videreføring av det mer allment utbredte begrepet

Selvhelbredelse

Selvhelbredelse forekommer, i hvert fall av og til, og selv om det er sjeldent, er det uansett en realitet og en mulighet for oss alle. Om vi bare kunne finne ut hvordan den kan utløses, hvordan vi kan sette den i gang, hvilken "knapp" vi kan trykke på ...

Den katolske kirken klassifiserer det som *et under* når en person helbredes av en tilsynelatende uhelbredelig sykdom, uten inngripen av leger eller andre helbredere.

I det medisinske leksikonet av Zetkin/Schaldach er ikke begrepet engang nevnt.

I Aschehougs store norske leksikon er selvhelbredelse heller ikke nevnt.

På Google var det nesten syv millioner treff for "self healing", vesentlig beskrivelser innenfor kategorien alternativ medisin.

Innen vanlig medisin karakteriseres slike hendelser som ikke forklarlige hendelser, tilfeldigheter, løgn eller pasientens selvbedrag eller ønske om å bli bedre. Og om de opptrer innen forsøk eller pasientevalueringer, utelukkes de som regel fra forsøket.

Men, om selvhelbredelse virkelig forekommer, ja, da må jo *muligheten* for dette være til stede i kroppen. Ikke bare hos den som blir helbredet, men hos oss alle.

Faktum er at selvhelbredelse forekommer hele tiden, hos hver enkelt av oss. Hele tiden bekjemper vår kropp betennelser, bakterier, sopp og virus, til og med *prioner* (proteiner som trenger inn i cellene, endrer cellens proteiner og gir sykdommer som kugalskap, skrapesyke og Creutzfeldt-Jacobs syndrom). Hele tiden uskadeliggjøres potensielle kreftceller. Det er bare når denne kontinuerlige selvhelbredelsen svekkes eller svikter, at sykdom oppstår. Om vi selv, vår egen kropp, eller andre ukjente faktorer klarer å sette selvhelbredelsen i gang igjen, betegnes det på fagspråket som *placebo*. Handler det om alvorlig sykdom, er det fremdeles mange som vil se på det som et mirakel.

Gjennom hele mitt profesjonelle liv har jeg vært interessert i å utforske og kartlegge disse selvhelbredende prosessene, for deretter å finne måter å stimulere dem på til fortsatt innsats dersom selvhelbredelsen ikke lenger fungerer *av seg selv*.

Ut fra den erfaringen jeg har med selvhelbredelse, er det en rekke faktorer som kan sette den i gang: psykiske faktorer, kunstnerisk aktivitet, musikk, planter, akupunktur, homøopati, soneterapi eller osteopati. Derfor er det nærliggende å tro at flere nivåer av informasjon kan lede til de selvhelbredende systemene.

Innen skolemedisinen betegnes som sagt selvhelbredelsen i mange tilfeller som placebo. Noen har misforstått troselementet dithen at placebo er begrenset til at en *tror* en er blitt frisk, at en bare på falsk grunnlag *føler* seg frisk. Placebo er det først når en, av ukjente årsaker, ofte på grunn av en gjennomgripende tro og overbevisning, virkelig *er blitt* frisk.

De fleste utprøvninger av legemidler foregår på følgende måte: En gruppe pasienter får den aktive medisinen, og en annen gruppe får narremedisin. Pasientene selv vet ikke hva de får, men siden de jo alle er syke, håper de at de får den rette medisinen. Oftest blir en viss del av begge gruppene friske. Og det er to faktorer som gjør dem friske: Det er medisinen, og det er placebo, eller selvhelbredelsen. I gruppen som får den reelle medisinen, blir for eksempel 66 % friske. I gruppen som får narremedisinen, blir 38 % friske. Det betyr at også 38 % av den gruppen som fikk den virkelige medisinen, kunne ha blitt friske av selvhelbredelse. Igjen blir 28 % som da sannsynligvis er blitt bra av selve medisinen. Det legemiddelindustrien da ikke ønsker å se, er at selvhelbredelsen kurerer den største gruppen, for selvhelbredelse er det jo intet å tjene på.

Så blir denne medisinen produsert, og alle pasienter som har den aktuelle sykdommen, får den nye medisinen, og 66 % blir friske, og alle blir glade. Pasientene fordi de blir friske, legene fordi deres pasienter blir friske, og legemiddelindustrien fordi de får solgt sin nye medisin.

Men hva om vi isteden kunne få satt i gang selvhelbredelsen? Hvor mange prosent ville da blitt friske?

Innen idrettsmedisin og osteopati finner vi en parallell til selvhelbredelse. Vanlig muskelaktivitet foregår ved at hjernen sender impulser til musklene via en nerve som kalles "motorneuron γ", som igjen aktiverer den "neuro-muskulære-spolen", kalt NMS til å kontrahere. En annen nervetype, fiber Ia, føler at NMS kontraherer, og sender informasjon tilbake til hjernen. Hjernen viderefører så denne impulsen til "motorneuron α", som så forårsaker en kontraksjon av hele muskelen.

Når så muskler strammer seg, bevegelser blokkeres eller muskelknuter dannes, er aktiviteten i "motorneuron γ" økt i flere muskelgrupper. NMS er forkortet, og proprioceptorene sender frekvente signaler som øker tonusen i musklene. Disse blir da forkortet og kan ikke lenger strekke seg ut. Vi får en permanent kontraksjon, en sykdomstilstand.

Selv ved mediciner eller fysioterapi kan denne tilstanden være vanskelig å oppheve.

Men, bare ved å blokkere aktiviteten i de aktuelle nervene eller stimulere en motvirkende nerve kan hele tilstanden oppheves, og helbredelse inntrer.

Det samme skjer når vi er syke. Vårt selvhelbredelsessystem har hengt seg opp. For å sette i gang selvhelbredelsen pånytt kreves ofte ikke annet enn en rett impuls på rett sted og til rett tid for at kroppen selv skal kunne ta seg av problemet.

All virkelig helbredelse er selvhelbredelse. Mens vi kan rette mekaniske feil og skader, noe vi kan gjøre metodisk ved fysioterapi og kiropraktikk og ved medisinsk reparasjonsteknologi som kirurgi, er det bare kroppen selv, våre egne selvhelbredende systemer, som kan gi en fullverdig og varig helbredelse.

Selv om kirurgi kan rette mekaniske skader og feil som selvhelbredelsen ikke kan reparere alene, er kirurgien fullstendig avhengig av en velfungerende selvhelbredelse. Organene kirurgen reparerer på, og sårene han påfører kroppen for å komme til, kan ikke gro om ikke kroppen selv lar dem gro.

oOo

Sammen med det temaet den norske legen Schjelderup berører i ingressen i begynnelsen av dette kapitlet – betydningen av *hvem* som helbreder, og legens *intensjoner* –, er definisjonene av *sykdom* og *helse* og menneskets iboende evne til *selvhelbredelse* de mest sentrale trådene gjennom Thoresens yrkesliv og derfor også de fagtemaene som sterkest kan knyttes til hans biografi.

Del II

Broer og brobyggere

6. Konfrontasjon eller brobygging

> With a little help
> from my friends
>
> (*Lennon/Mc Cartney*)

Dag 2, 18. april
Det ble en lunsj vi ikke kommer til å glemme på en stund. Vi husker nok ikke detaljene til evig tid, ikke det vi spiste, men vi kommer alltid til å huske at vi hadde det bra.

Jeg refererer selvfølgelig for meg selv og kan ikke vite hva E. tenkte og følte i bakgrunnen av vår lille feiring av den første utelunsjen dette året. Jeg spurte henne ikke og hun la ingen demper på den gode stemningen.

Selv opplevde jeg til min egen overraskelse et fortsatt jevnt stigende energinivå. Ikke noen form for overstadighet eller opp og nedturer, men en økende besluttsomhet knyttet til et valg jeg aldri hadde drømt om at det var mulig å kunne få. I hvert fall ikke i virkeligheten, helt bokstavelig - ikke bare som en metafor.

Jeg hadde engang fått livet i fødselsgave og visste ikke av noe annet. I går hadde jeg fått en ny og helt realistisk opplevelse av at jeg muligens måtte levere det tilbake om ikke lenge. Harde, kompakte instrumenter og nøytrale og nøkterne dataskjermer som korresponderte med en rynke i pannen på gastrospesialist Arne Drivenes, var nok til å fremkalle en helt ny dimensjon av selverkjennelse: Jeg kunne dø. Snart.

Kanskje jeg ikke engang rekker å være med på den turen vi hadde planlagt før jul sammen med våre så vidt voksne barn, tenkte jeg, mens jeg bar inn restene av lunsjen. Vi skulle til det nye Atlantis, det spanske øyriket ute i Atlanterhavet vest for Afrika en uke oppunder jul. Den turen ville jeg være med på. Jeg ville i hvert fall ikke være årsaken til at den ble avlyst.

Jeg valgte livet.

Jeg var konfirmert. Som ansvarlig for min egen skjebne, mens E. sakte sovnet i dekkstolen sin etter det lange og for henne sikkert litt krevende måltidet, tok jeg frem mobiltelefonen og sendte Are Thoresen en kort tekstmelding om den nye begynnelsen. Han var på vei hjem fra forelesninger for kollegaer i Tyskland og svarte at jeg kunne komme når som helst etter arbeidstid dagen etter.

Han spiste middag da jeg kom opp til Gislerød Gård i indre Vestfold, og siden det var minst like fint vær som dagen før, ventet jeg ute. Jeg kneppet opp skjorta, tok av sko og strømper og satt meg på kanten av den nybygde terrassen, med bena i det kjølige og intenst vårgrønne gresset.

I mitt fullvoksne liv har jeg ikke skrevet mange dikt, men ved enkelte helt spesielle anledninger, når venner eller venninner jubilerte, men også når noen som sto meg nær døde, kom det et dikt – halvferdig eller nesten ferdig, slik at jeg ikke var redd for å fremføre det selv om det bare var en dag eller to gammelt, noen ganger bare noen timer.

Jeg forsto ikke helt hvorfor det skulle komme noe dikt nå. Men det gjorde det, og det ble snart så påtrengende at jeg måtte på med skoene igjen og bort i bilen for å finne noe å skrive det ned med. Hvis ikke, visste jeg av erfaring at det kom til å surre og gå, stadig mer påtrengende, rundt i bevisstheten og sperre for alt annet. Det var fort gjort å få det ned i ordnede setningsbrokker, den delen av utformingen som gjør at jeg for alvor føler at det blir med noe av meg selv inn i diktet. Og det har nå, når jeg etter lang modningstid fører inn notatene fra denne tiden, fått være med videre - nesten uforandret.

Døden og Livet

Det er vår og høst
samtidig, begge
like intense
som i et nyfødt og gjenfødt
barn

Livet og døden
er to gaver som hører sammen
Hver for seg
er de uforklarlige

Etter at Are Thoresen hadde hørt på det jeg kunne fortelle om møtet med Drivenes, undersøkte han meg på sin måte, ved det som innenfor akupunkturmedisin betegnes som pulsdiagnose. Han fortalte meg hvilke deler av energikretsløpet som kontrollerte tykktarmen. Det var enten *hjertemeridianen* eller *nyremeridianen,* og han konstaterte at i mitt tilfelle var det hjertemeridianen som måtte stimuleres. Jeg hadde tidligere satt meg litt inn i det som er den mer teoretiske forklaringen på akupunkturens virkemåte, og jeg visste at meridianene er hovedferdselsårene for livskraftens gjennomstrømning i organismen vår - som enklest kan betegnes som energikretsløpet.

Her vil jeg gjøre oppmerksom på at for akupunkturkyndige ville dette blitt uttrykt annerledes, da Thoresen påpeker en forskjell mellom det vi gjerne kaller livskraft og *det* – på kinesisk betegnet *chi* - som gjennomstrømmer meridianene. For den alminnelig skolerte leser gir en slik differensiering lite mening og sløyfes her.

Det jeg fra før visste om Thoresens behandling, er at den er en metode han selv har utviklet og at det fra tidligere ikke fantes noen form for akupunkturbehandling som har noen effekt på kreftsykdommer utover det å lindre smerte og bivirkninger etter sykehusbehandlingen: Kvalme, utmattelse og depresjon etter cellegiftbehandling og bevirke raskere og mer fullstendig rekonvalesens etter strålebehandling og operasjon.

Refleksjonene over akupunktur og den kinesiske organismeforståelsen ga meg en spontan assosiasjon til det stedet i Det Nye Testamentet hvor det står om han *som skal granske både hjerter og nyrer,* et skriftsted som alltid har fremstått for meg som litt uklart. Analogien til hjertet, som vi har tillagt så mange viktige menneskelige egenskaper, er åpenbar, men hva en kan finne ut ved å granske nyrene våre hadde jeg aldri forstått. I og med at jeg nå var hos en mediciner som praktiserte på bakgrunn av en asiatisk form for medisinsk metodikk, assosierte jeg til de mange hypotesene, både fra europeisk/amerikansk og asiatisk side, om at Jesus fra Nasareth foretok lange reiser østover i den tiden evangeliene ikke forteller noe om, de mange årene mellom glimt fra ungdomstiden og de siste par årene av hans liv. Kanskje kunne dette skriftstedet tas til inntekt for et slikt syn, i og med at nyrenes egenskaper er like kjent innenfor østlige tradisjoner som hjertets egenskaper er det for oss i Vesten.

Thoresen var tydeligvis ikke av dem som lot seg avspore av mine tankesprang, men var mer opptatt av mitt noe unnvikende fokus. Da spurte jeg ham like godt rett ut hvordan han vurderte mulighetene for at hans behandling kunne innvirke positivt på den kreftformen jeg hadde. Jeg var kjent med resultatene han hadde oppnådd med de mest aggressive formene for brystkreft, og ble derfor litt nedslått da han forsiktig begynte å snakke om noe. "midt på treet", og som jeg den gang oppfattet som å være av samme slag som de vurderingene andre leger hadde gjort - pyntet litt på veien fra det øyeblikket det var tenkt til det ble sagt.

Jeg har aldri senere spurt ham hva han tenkte, hvordan han faktisk vurderte mulighetene for at hans metode å stimulere min egen forsvarsevne ville lykkes, men jeg har nå i ettertid fornemmelsen av at han den gang faktisk var mer optimist enn han ville gi meg inntrykk av – noe jeg tror skyldes at han generelt er forsiktig med å uttale seg om fremtiden og fordi han balanserer på grensen for kriminell adferd ved å tilby kreftpasienter behandling og vet at det er en generell anklage mot alternative behandlere at de gir pasienter såkalt «falske forhåpninger». Den gang jeg først hørte påstanden om at det både finnes falske forhåpninger og at det er noe negativt, kom jeg raskt til dette var et tullete begrep. Enten har pasienten forhåpninger eller ikke, og hvordan pasienten har fått den burde være underordnet det faktum at for syke mennesker å ha forhåpninger om bedring for lengst har blitt anerkjent som den generelt sett beste forutsetningen for bedring – under navnet *placebo*. Selv om det var synd han ikke turte gi meg større forhåpninger hadde jeg forståelse for dilemmaet og at det ville være nytteløst å forelese om placebo dersom det kom en politimann på døren etter at en døende kreftpasient hadde anmeldt ham for at ikke forhåpningene hadde gått i oppfyllelse.

Det føltes som å delta i en ufrivillig form for russisk rulett hvor prognosen "midt på treet" skulle tilsvare at det i tønnen på seksløperen var tre tomme kamre og tre med kuler i. Heldigvis skulle jeg ikke behøve å vente lenge før han kunne konstatere om behandlingen ville være virksom i mitt tilfelle. Heller ikke det med noen garanti selvfølgelig, men da med en betydelig bedret prognose: kanskje bare ett kammer med kule i, tenkte jeg, med bakgrunn i det han hadde fortalt tidligere om effekten på brystkreftpasienter. Allerede neste gang ville han kunne være mer presis i forhold til hvordan han trodde dette kunne utvikle seg. Prognosen var nemlig sterkt forbundet med hvorvidt kroppen min responderte på behandlingen, og i hvilken grad den gjorde det ville han da kunne avlese ved pulsdiagnosen.

På mine spørsmål om hva en slik respons handler om, forklarte Thoresen at hensikten med behandlingen er å rette på ubalanser i energikretsløpet, og hvis det ikke lykkes, vil behandlingen heller ikke øke kroppens evne til å endre sykdomsforløpet. Jeg ville naturlig nok vite om han hadde noen oppfatning om hva som kunne hemme effekten av behandlingen. Det hadde han, og forklaringen var selvinnlysende:

- Som alt annet har også en sykdom en årsak. Hvis det som forårsaker en sykdom har sterkere innvirkning på energikretsløpet enn akupunkturbehandlingen, blir virkningen av behandlingen redusert, eller det blir ingen virkning i det hele tatt. Derfor er det også viktig at pasienten selv aktivt endrer på det som kan tenkes å være årsak eller medvirkende årsak til at sykdommen har oppstått.
- *Har du noen oppfatning av hva som er årsaken, eller årsakene, i mitt tilfelle?*
- Nei, som regel fremkalles kreft av et årsakskompleks sammensatt av flere sterke faktorer.

Det store spøkelset for pasienter i min kategori er det som de snart forestående røntgenundersøkelsene (MR og CT) eventuelt kunne konstatere - om *metastaser*. Små kolonier av kreftceller som kan vandre fra svulsten med blodbanene, slå seg ned andre steder i kroppen og gi grobunn for ny vekst. I så fall ville løpet være kjørt, livsløpet, hvis jeg ikke kom til å respondere på akupunkturbehandlingen.

Thoresen delte tydeligvis ikke min bekymring for metastaser, det vil si - forutsatt at jeg var blant dem som responderte på behandlingen. I så fall ville metastasene og mindre sekundærsvulster, det store spøkelset for onkologer og dermed også for deres pasienter, være det første som gikk tilbake, noe som ville kunne skje i løpet av kort tid, uker eller dager. Det han nevnte som et generelt problem knyttet til hans behandling, var hvis sekundærsvulstene hadde blitt så store, og plagsomme, at det var dem som ble funnet først. I og med at hans behandlingsmetode retter seg mot de stedene i kroppen hvor sykdommen først har oppstått, vil uklarhet om hvor sykdommen først har materialisert seg som kreftsvulster redusere sjansene for å kunne gi en fullstendig målrettet behandling. Denne problemstillingen var ikke aktuell for meg i og med at tykktarmkreftens spredning har motsatt retning av fordøyelsessystemets normalfunksjon - den sprer seg tilbake innover og oppover i kroppen, først forbi lymfeknuteforsvaret i mellomgulvet og derfra som regel til lever og lunger. Lever- og lungekreft kan derfor ha sin opprinnelse i tarmkreft, men det kan ikke være omvendt.

Den siste problemstillingen ga meg noen tanker om i hvor stor grad et samarbeid med vestlig medisinsk forskning er nødvendig for at Ares metode skal kunne optimaliseres. For det første vil teknologisk diagnoseverktøy og patologenes kunnskap om forskjellige former for kreftceller gi sikker indikasjon på hvor kreften først har oppstått. Og for det andre vil måling av svulstens utvikling ved MR og CT sammen med analyse av nye celleprøver gi detaljert og fortløpende pålitelig informasjon om sykdomsutviklingen, om den fortsatt utvikler seg, stagnerer eller trekker seg tilbake.

Jeg fikk noen råd om hvordan jeg selv kunne bidra til å styrke hjertemeridianen, noe som i utgangspunktet prellet av – antakelig fordi jeg på dette stadium av prosessen var fanget av det samme forestillingskomplekset som rammer de fleste som får kreftdiagnosen som et spark i mellomgulvet. Intellektuelt kunne jeg forstå at det å arbeide med å styrke den gode siden av følelsene ville være positivt. Reptilhjernen så annerledes på det og argumenterte med at det å pusle rundt følelseslivet mitt aldri ville få noen innvirkning på denne kraftfulle sykdommen. Senere fikk jeg både ny kunnskap og erfaringer som viste at reptilhjernen ikke er til å stole på i slike saker.

Det grunntemaet som Thoresen her berørte, hadde jeg underlig nok selv skrevet om i min aller første artikkel eller essay femten år tidligere. Der tok jeg utgangspunkt i den greske filosofen Empedokles (ca. 483 – 423 f.kr) og det han beskrev som tilværelsens grunnleggende elementer; - *kjærlighet* og *frykt*.

Til forskjell fra en moderne oppfatning av kjærlighet og hat som et begrepspar, er mitt utgangspunkt at disse begrepene ikke er to sider ved samme sak, men at det er frykt som er kjærlighetens motsetning:

Frykt adskiller og fjerner (abstraherer), mens kjærlighet tiltrekker og forener. Artikkelen konkluderer med en hypotese om at i ytterste konsekvens, spesielt der frykt ikke lenger er velbegrunnet, dvs. får utløp gjennom et naturlig reaksjonsmønster, vil en ubegrunnet, innestengt frykt-erfaring (som abstraherer: adskiller og fjerner) kunne resultere i en tilsvarende organisk formålsløs spaltning. I psyken som mental fragmentering eller fysisk som formålsløs, formløs celledeling - kreft.

Kjærlighet vil derimot kunne sammenføye psykiske elementer og uhemmet celledeling til gjenforening som meningsbærende helhet – et helbredet menneske.

Det er et uendelig stort sprang fra det å ha skrevet noe om hva som kan være et teoretisk, humanvitenskapelig bakgrunnsteppe for en alvorlig sykdom og til sykdommen bryter ut og har rammet en selv med full styrke. Hvor mange er det som drar hjem fra sykehuset etter å ha mottatt en kreftdiagnose og spiser gulrøtter fordi studier har vist at gulrøtter kan forebygge kreft?

Noe senere skulle jeg få forståelse for at denne litt lettvinte sammenligningen ikke kom til å holde stikk i mitt/vårt tilfelle. Kjærligheten mellom E. og meg hadde allerede vist seg å styrkes, men i en ny form som det tok litt tid å identifisere som akkurat det det var: Kjærlighet.

Det jeg tenkte om dette der og da, ble altså snart modent for revisjon. Det begynte å demre for meg at vi har utviklet en klokketro på virkemåter som for oss amatører er helt uforståelige, som eksempelvis vitaminenes innvirkning på vår helse. Mens det vi kan oppleve selv; som sorg, svik og stress – hvor vi kjenner på kroppen hvordan dette hemmer hjertekreftene – det har vi ikke lært mye om og har vanskelig for å tro at det kan ha så stor innvirkning på organismen at de kan ha sammenheng med alvorlig fysisk sykdom.

27. april
Det gikk ikke så fort nedover med meg som vi først hadde fryktet, slik jeg hadde hørt at det ofte gikk med mennesker som oppdaget at de hadde langt fremskreden kreft. Det gikk ikke nedover med meg i det hele tatt. I over et år hadde jeg befunnet meg blant alle dem som stadig faller inn i den tette køen av kvinner og menn som er på vei mot kreftdiagnosen. Straks jeg fikk den, var det som om jeg ristet den av meg, ikke som en fornektelse, men som en motkraft mot den drepende virkningen av den. Jeg trådte et skritt til siden, vurderte om jeg skulle følge på i køen, samme veien som den lange rekken av menn og

kvinner som nå var på vei mot den neste krevende stasjonen på veien mot det store enten - eller.

Jeg kom til å gjøre meg opp meninger om kreft basert på mine egne erfaringer, på informasjon fra mange og forskjelligartede kilder, og jeg tok noen beslutninger, mer eller mindre uavhengig av de oppfatningene jeg hadde hørt om eller lest meg til. Og fremfor alt: Jeg tok beslutninger som ingen rådet meg til å ta.

Min første selvstendige beslutning var å bli stående stille mens køen passerte forbi på vei mot det første stoppestedet etter diagnosen - *biopsien*. Å ta en biopsi betyr å hente ut en vevsprøve fra kreftsvulsten ved et lite inngrep, en prøve som deretter undersøkes av en *patolog*, en lege som undersøker vev og celler mikroskopisk, for en identifisering av celletypene i svulsten.

Jeg trodde først at det jeg gjorde, var å avslå et tilbud jeg fikk fra Sykehuset i Vestfold om å ta en biopsi. Det viste seg imidlertid at dette mer var et krav enn et tilbud, ikke fra Sykehuset i Vestfold, men fra et standardisert behandlingsopplegg for kreftpasienter - et regime som jeg snart fikk forståelsen av at det bare var noen ytterst få særlinger som gjorde forsøk på å avvike fra. Enda færre lykkes med forsøket, og årsaken til det kom jeg stadig nærmere en forståelse av ettersom ukene gikk og det ble sommer.

Min skepsis til biopsi skyldes at jeg vurderte nytte mot risiko og at jeg etter en egenvurdering av *mitt tilfelle;* - min personlige pasientsituasjon i mitt fremdeles høyst individuelle liv - fant risikoen større en nytten. Denne vurderingen måtte jeg gjøre alene da det snart ble klart for meg at ingen lege ville gjøre en slik vurdering for meg eller sammen med meg. De fulgte det standardiserte behandlingsopplegget og var lite villige til å gå inn i en dialog med meg som hadde utgangspunkt i mitt ønske om en best mulig faglig fundert begrunnelse bak mitt eget, selvstendige valg. Eksempelvis informeres ikke kreftpasienter om faremomentet ved det minikirurgiske inngrepet en biopsi er.

Risikoen ved biopsi er det ikke vanskelig å beregne, forutsatt at en har et minstemål av medisinsk innsikt og evnen til helt enkle resonnementer – og velger å benytte sin innsikt og sine fornuftsevner i en slik livssituasjon slik jeg valgte å gjøre det.

Det jeg hadde gjort var å kombinere kunnskapen om at

- metastaser dannes ved at kreftceller spres via blodbanene til andre organer, og
- ved inngrep i svulsten frigjøres store mengder av kreftceller som vil kunne opptas i omkringliggende blodårer - osv.

At biopsi likevel tas uten at pasientene gjøres oppmerksomme på faremomentet er at den følges av en cellegiftkur som motvirker den spredningsfaren som biopsien forårsaker.

Jeg hadde ikke tenkt å ta noen cellegiftkur og ønsket i første omgang å avvente en endelig avgjørelse til etter at jeg hadde tatt røntgenbilder (MR og CT), noe som ville avsløre om sykdommen allerede hadde spredd seg, og få Thoresens vurdering av om hans behandling hadde bedret energibalansen.

E. må ha lest mine tanker og kom med sterke advarsler kvelden før jeg hadde time hos kirurg. Fra jobben sin er hun godt kjent med sykehuskulturen og med den autoriteten som er et slags uskrevet lovmessig vedheng til enkelte yrkesgrupper – til leger generelt, men spesielt til spesialister, som kirurgene. Hun anbefalte meg sterkt å tie stille med mine egne synspunkter og i hvert fall ikke stille noen kritiske spørsmål ved den behandlingen som ble anbefalt meg videre. Nå er jeg ikke spesielt redd for å diskutere med E. så jeg hadde naturlig nok noen kritiske spørsmål til dette rådet. E. klarte ikke på noen fornuftig måte å argumentere for hvorfor jeg i en så viktig livssituasjon ikke skulle gi uttrykk for synspunkter som var forskjellig fra de jeg måtte regne med at en kirurg ville ha. Etter hvert gikk det opp for meg at det hun egentlig forsøkte å formidle, med noen klossete omskrivninger, var at hvis jeg fremsto som en "vanskelig" pasient, kunne jeg risikere også å bli en annenrangs pasient.

Jeg hadde vanskelig for å ta hennes synspunkter alvorlig og tilskrev hennes råd og bekymringer den dramatiske livssituasjonen jeg hadde satt oss i, og at hun nå var mer styrt av følelser enn fornuft. Jeg forandret ikke på beslutningen min, men gjennomgikk ekstra grundig hva jeg ville si om dette da jeg kjørte inn mot Tønsberg og mitt første møte med kirurg *Geir Haarberg*.

Haarberg tok meg på senga. Jeg trodde jeg var godt forberedt, men var egentlig helt uforberedt på det jeg møtte. Haarberg er en kirurg som er i stand til å forholde seg til noe annet enn bare å skjære bort problemene og kaste dem i søpla. Han var heller ikke på noen måte arrogant, slik E. hadde forberedt meg på at kirurger kunne være hvis en ikke spilte med - på deres premisser. Haarberg var tvert imot god til å lytte og snakket mindre enn leger flest. Det endte med at jeg fortalte ham alt jeg hadde på hjertet. Jeg veide ikke mine ord på gullvekt, men lot det flomme litt over, noe som kan skje når litt tilbakeholdne personer først mister hemningene. Jeg hadde åndsnærværelse nok til å be om at det jeg fortalte ham måtte være fortrolig. Dette er selvfølgelig en selvfølgelighet for leger, men jeg ser nå, når jeg har fått en utskrift av pasientjournalen min, at han heller ikke der har skrevet noe om det kontroversielle i min individualistiske måte å forholde meg til diagnosen på. Han problematiserte heller ikke min avgjørelse angående biopsi men varslet en ny innkalling til time og at det ikke var noe hast med å avgjøre noe som helst før de første bildene viste hvor omfattende sykdomsbildet egentlig var.

   Etter undersøkelsen og samtalen med Haarberg gikk jeg opp i andre etasje til radiologisk avdeling for å ta MR- og CT-bilder av problemet mitt.

28. april
Fredager er spesielle, men de kan ikke konkurrere med barndommens lørdager; når far kom hjem fra kontoret midt på dagen og ventetiden var så kort og fylt av forventning at den bare gjorde godt. Eller litt senere i oppveksten hvor lørdagen var ukas korteste skoledag og det bare var å slenge ranselen i kottet og springe ut igjen uten tanke på lekser før langt inn i en diffus fremtid.
Så kom lørdagsfri for de fleste og helgen ble til en liten ferie hvor familiene begynte å dra på weekend-turer, ofte langt utenfor bygrensen. Fredagen ble forvandlet fra en helt vanlig ukedag til en dag som normalt var lys og god allerede fra morgenen, uansett vær.

Denne fredagen var det godt vær, og jeg kan egentlig ikke huske noen regnværsdager fra denne tiden. Det jeg husker, er E. som kom med sykkelen opp bakken til huset vårt, de siste meterne av hjemveien fra sykehuset, og jeg husker henne alltid som en mørk silhuett med sola i ryggen. Og den ekstra klemmen jeg alltid fikk de første ukene etter den nye tidsregningen.
Jeg vet ikke hvor mange dager det tok før det gikk opp for meg at morgendepresjonen min var borte. Den var i hvert fall borte lenge før

denne fredagen, for nå kunne jeg fortelle fastlegen min, Bård Nome, om dette fenomenet - som jeg tolket slik at kroppen min ikke lenger behøvde å sende de daglige, blytunge faremeldingene inn mot den søvndrukne morgenbevisstheten. Nå var jeg blitt fullstendig klar over hva som var galt og jeg kunne stå opp hver dag, glad over at det var blitt enda en ny dag i mitt nye liv, og at jeg hadde fått helt fri fra den daglige oppgaven å måtte motivere meg for å stå opp, kle på meg, komme meg ut i skogen og opp på et av utkikkspunktene mine for å kjempe meg frem til kontakten med verden og virkeligheten. Jeg var unnsluppet sisyfosjobben med å gjenerobre den første gnisten av glede over å befinne meg i verden, en gnist som deretter kunne tenne en spire til en tilnærmet normal livsglede. De beste dagene i disse siste par årene styrket livsgleden seg på denne måten utover resten av dagen, men det hendte også at den sluknet igjen, av forskjellige årsaker. Det skulle ikke mye til, og den var da ikke tilbake før neste dags sisyfosjobb var vellykket gjennomført.

Nå flommet det over av livsmot, helt av seg selv. Og jeg var redd for at dette snart skulle ta slutt. Ikke at livsmotet skulle slutte å flomme av seg selv, det kunne jeg leve med, men jeg kunne ikke leve med at jeg ikke skulle leve mer.

Denne frykten var ikke innestengt og uavklart, den var klar tale og noe jeg kunne møte og bearbeide, til forskjell fra den frykten som i to, tre år hadde kommet snikende bakfra som diffuse angstfornemmelser iblandet en og annen klar tanke om hva som var galt med kroppen min.

Alle kulturer har detaljerte forestillinger om eksistensen etter døden. Med min interesse for forskjellige kulturers filosofi og religion kunne en tro at jeg var fortrolig med å forlate livet slik vi kjenner det. At jeg – på samme måte som tilnærmet alle andre mennesker gjennom Jordens kjente kulturhistorie – hadde arvet troen på at det å forlate livet ikke nødvendigvis innebærer å forlate virkeligheten og eksistensen.

Slik hadde det vært tidligere, mens jeg surfet på et livsoverskudd. Da hadde jeg vært fortrolig med en gang å skulle forlate denne verden. Da jeg ble syk og det ble slutt på surfingen, da det nærmet seg å bli en del av hverdagen og morgendemringstankene at det muligens ikke var så veldig lenge til at jeg kom til å dø, ble det også slutt på tilliten til at døden bare er en overgang til nytt liv i en for oss ukjent form.

Jeg var på ingen måte mett av dage. Jeg hadde ikke vært så sulten på dager på lange tider som akkurat denne fredagen, og jeg hadde bak meg ti dagers sammenhengende gjenoppdagelse av hvor intenst levende livet kan være. Dette var ikke det rette tidspunktet for å gå inn til Bård Nome og motta et budskap om spredning til lunge og lever, noe som det statistisk sett ville være overveiende sannsynlig at jeg hadde i vente, svulstens størrelse tatt i betraktning.

Jeg hadde bestemt meg for at uansett utfall av røntgenundersøkelsen skulle ikke et nytt dramatisk negativt budskap få rokke ved min vilje til å stå imot det nedbrytende i selve meldingen. I så fall ville jeg gjøre mitt aller beste for fortsatt å glede meg over at jeg alt i alt opplevde meg akkurat nå å være like frisk og livsglad som tilbake til tiden hvor det bodde småbarn i huset vårt.

Jeg innså det absurde i å tenke seg det mer eller mindre riktige tidspunktet for å møte budskapet om spredning til lunge og lever og tok sats opp trappa.

- Klare lunger uten pleuravæske. Ingen patologisk forstørrede lymfeknuter i mediastinum eller aksiller. Upåfallende parenkymatøse organer.
- *Hva betyr det?*
- Ingen spredning utenfor bekkenområdet.

Da Nome hadde lest resten innenat, oppsummerte han at bildene heller ikke viste noe tegn til spredning lokalt, omkring svulsten.

Jeg kunne vel ha kjøpt champagne, men jeg var bare oppsatt på å komme meg hjem så fort som mulig for å vise E. utskriftene av røntgenlegenes vurderinger. Hun jobber jo på sykehus og forstår hva som står der.

Ut fra det vi visste om kreftsvulster som hadde fått anledning til å vokse seg så store som min – Nome sammenlignet den med en mandarin – var dette noe ingen av oss eller noen av det involverte helsepersonalet egentlig hadde trodd på. Kanskje Are Thoresen var et unntak, som hadde tjuefem års erfaring med å iaktta forskjellige former for rask tilbaketrekning av kreftsykdommenes forskjellige symptomer. Jeg var så langt ca. nr. 600 av de pasientene, mennesker og dyr, som hadde oppsøkt ham med kreftsvulst som sykdomssymptom.

Vi glemte for noen timer at verken MR eller CT gir noen fullgod garanti, og at en må ta en såkalt PET CT, en mulighet for diagnostikk som er nesten ny i Norge og svært kostbar, for å få et rimelig sikkert svar på om det finnes metastaser andre steder i kroppen eller ikke.

Det ble en tradisjonell, norsk fredagskveld, slik fredagskveldene var blitt etter at nordmenn fikk lørdagsfri - god mat, så mye av den beste vinen vi hadde i huset som vi hadde lyst på, og forventninger om to nye, hele dager sammen - uten avbrekk av sykkelturene til E. til og fra Sykehuset i Vestfold.

15. mai

I går hadde jeg ny time hos kirurg. Ikke Geir Haarberg denne gangen, men en av den støpningen som E. hadde advart meg mot, og som sa at siden jeg ikke ville gjøre det som var anbefalt meg, å la ham ta en biopsi, så kunne jeg bare gå igjen. Med E.'s advarsel i hodet spurte jeg ham rett ut om dette betydde at jeg fra nå av var blitt en 2. rangs pasient. Han benektet dette, men behandlet meg i praksis som noe enda lenger ned på pasienttrangsstigen - nærmest som en ikke-pasient.
     Jeg forsøkte å snakke med ham om det som opptok meg medisinsk, men han sa jeg bare kastet bort tiden hans og ba meg en gang til om å gå. Jeg gikk uten at det ble avtalt noe eller i det hele tatt snakket noe om fortsatt kontakt mellom meg og helsevesenet.

Dette virket så sterkt inn på meg at jeg i dag dro jeg til Bård Nome for å få hjelp til å gjenopprette mitt mentale pågangsmot. Jeg fortalte ham at jeg opplevde gårsdagens legebesøk som det sterkeste anslaget mot min helsetilstand så langt i prosessen. Jeg refererte at jeg hadde innledet med å fortelle kirurgen hvor stor vekt jeg selv la på positive holdninger, livsvilje, psykisk styrke og hjelp til å opprettholde livsviljen, og at kirurgen ikke bare hadde neglisjert dette, men ved sin oppførsel hadde påført meg det motsatte - en alvorlig psykisk nedtur. Uten å kunne vite noe om hans motiver klarte jeg likevel ikke å la være å tolke kirurgens adferd som et forsøk på å skremme meg bort fra mine egne standpunkter, slik at jeg av frykt for å bli utstøtt av behandlingsapparatet skulle akseptere å følge standard behandlingsopplegg.

Nome foreslo at han kunne bestille en ny time for meg hos en kreftspesialist, og at jeg burde fortelle åpent om hele min situasjon, inklusive gårsdagens episode og om mine egne vurderinger og valg så langt.

Han ringte Sykehuset i Vestfold og fikk snakke med onkolog Wenche Gustafson og ga en kort beskrivelse av mitt behov for å komme i dialog med en av dem som har størst kunnskap om min sykdom. Hun hadde en ledig time til meg om vel to uker.

31. mai
Denne timen handlet for meg først og fremst om å få hjelp til å gjenerobre rollen som en like viktig kreftpasient som de som ikke hadde selvstendige oppfatninger om sykdommen og overlot alle avgjørelser angående behandlingen til legene.

Wenche Gustafson klarte på en elegant måte å parere min skepsis til helsevesenet da hun smilende kunne avbryte min nøye uttenkte innledning med å fortelle at den kirurgen jeg hadde møtt forrige gang jeg var på sykehuset, var god til å operere mennesker, men ikke like flink til å snakke med dem. Da hun forsto at jeg sto fast på å ta ansvaret for min egen helse og selv bestemme om jeg ville ta imot den behandlingen jeg ble tilbudt eller ikke, fikk jeg denne gang en troverdig forsikring om at det verken kom til å føre til at jeg ville bli utstøtt fra det offentlige helsevesenet eller bli en annenrangs pasient.

Jeg forsto fort at jeg møtte en lege som ikke bare var villig til å lytte til hva jeg sa, men som også forholdt seg til det på en måte som fikk meg til å føle meg som en likeverdig - noe jeg må tilføye at Bård Nome alltid hadde gjort, og så langt også Geir Haarberg.
Wenche Gustafson lyktes ved sine holdninger langt på vei å helbrede de skadene på mitt *immunforsvar* – i videste betydning av ordet – som det forrige besøket på sykehuset hadde forårsaket. Jeg ble ivaretatt som individ, og jeg ble spesielt imponert over hvordan hun håndterte spørsmålet om min vegring mot å ta biopsi. Mens jeg hørte på, ringte hun til en kollega på Radiumhospitalet, onkolog Torbjørn Iversen, og hun sa blant annet:
- Pasienten sitter hos meg nå, og han har forklart at han inntil videre ikke ønsker å ta biopsi på grunn av mulig spredningsfare. Og det kan vi jo ikke motsi ham i. Kan vi vel?

Du verden. Det var i dette øyeblikket, ved denne meldingen at jeg opplevde at *konfrontasjon* ble forvandlet til *brobygging*. Wenche Gustafson, hadde på en suveren måte innviet meg i dette som jeg nå forsto vanligvis var en legehemmelighet – i påhør av representanten for det systemet som hadde konfrontert meg i denne saken. Hun ga pasienten sin rett i det en annen kollega, den konfronterende kirurgen, *mot bedre vitende* hadde avfeid som helt feil.

Det faktum at det rutinemessig tas biopsier der hvor det oppdages mistenkelige svulster og det er teknisk mulig, styrker også min konklusjon om at spredningsfaren forblir ukjent for et stort flertall av dem dette angår og kan være farlig for. Årsaken er behovet for å få fastslått hva slags celler kreftsvulsten består av. Dette ser jeg som forklaringen og svar på mine *hvorfor* og det fremviser et dilemma hvor etiske og medisinske hensyn kommer i skarp konflikt med hverandre.

Dette var min første seier i det som aldri skulle behøvd å bli noen kamp, som forutsettes å være et samarbeid. Samtidig var det den første sjokkartede erfaringene av hva vi kreftpasienter bedømmes ikke å være voksne eller intelligente nok til å få innsyn i. Eller er det slik at hvis pasientene gis innsyn, kan det føre til avvikende beslutninger og skape uro eller uryddighet i det som etter hvert viste seg å være et industrialisert og samlebåndorganisert behandlingssystem? Dette gir i liten grad rom for individuelt tilpasset behandling *i samarbeid med pasienten*.

Jeg var nå psykisk noenlunde tilbake igjen der jeg hadde vært før forrige besøk på Sykehuset i Vestfold, og ved Gustafsons hjelp hadde jeg gjenerobret viljen og troen på at dette skulle jeg klare – *with a little help from my friends*.

7. Broene

> Like a bridge over troubled water, I will lay me down ...
>
> *Paul Simon, 1969*

Min hovedoppgave er å vise at den behandlingsformen Thoresen har utviklet og benyttet gjennom snart 30 års klinisk praksis, har mye å tilføre skolemedisinen gjennom et felles samarbeid. Noen få enkle punkter kan illustrere denne tesen. Vi begynner med Thoresens innrømmelse av sin behandlings avhengighet av moderne, teknologisk diagnoseverktøy for deretter å fokusere på den autoriserte behandlingens svake sider:

- Uten hjelp av autorisert medisin blir diagnostisering ved akupunktørens/legens pulsdiagnose i mange tilfeller alt for unøyaktig, noe som ikke bare kan gjøre behandlingen virkningsløs men, i helt spesielle tilfeller, også forårsake at den virker mot sin hensikt.
- Uten hjelp av autorisert medisin blir oppfølgingen og kontrollen av det videre sykdomsforløpet mangelfull. Akupunktøren er avhengig av moderne røntgen- og laboratorieutstyr og dessuten onkologers, røntgenlegers og patologers fagkompetanse for å etablere et optimal helhetsbilde som bakgrunn for videre behandling.
- Uten hjelp av en mer effektivt helbredende behandlingsmetode tilsier en statistisk fundert prognose at resultatene av kreftbehandling på sykehus ikke blir vellykket. Resultatet vil forbli så dårlig for den enkelte pasient at det er et tidsspørsmål før det blir allment kjent at det å søke legehjelp for sykdommen statistisk sett gir omtrent like stor sannsynlighet for å forverre situasjonen som å forbedre den.
- I tillegg gir den autoriserte behandlingen bare begrenset forutsigbarhet for noen få pasientgrupper når det gjelder den videre sykdomsutviklingen. Det gis nemlig ingen individuell prognose basert på den enkelte pasients helsetilstand. Denne

uforutsigbarheten er resultatet av den store avstanden mellom selve kreftsykdommen og legenes kunnskapsnivå, noe som skyldes den ensidige fokuseringen på symptomene og manglende oppmerksomhet mot sykdommens "opprinnelse" og dens samspill med mennesket og livsutfoldelsen.

Forutsigbarheten foreligger først i siste stadium, for å beregne *restlevetid* – noe som egentlig er mer å regne som en negativ spådom basert på at sykehuset ikke lenger har annet enn lindrende behandling å tilby. Forutsigelsen forutsetter nemlig at *pasienten ikke søker helsestyrkende og livgivende strategier,* som i de fleste tilfeller både vil forlenge og forbedre restlevetiden, i enkelte tilfeller også stoppe sykdommen.[8]

- At sykehusets prognoseverktøy ikke kan gi en velbegrunnet forutsigelse om den individuelle kreftsykdommens tilsynelatende uransakelige veier, kan kompenseres ved akupunktørens diagnoseverktøy – pulsdiagnosen. I den grad legen behersker denne avanserte del av legekunsten, gir den sammen med sykehusets teknologiske verktøy en langt på vei pålitelig prognose med hensyn til sannsynligheten av om behandlingen vil være virksom – eller om det vil være viktig og riktig å endre behandlingen.

Den minst inspirerende delen av brobyggingsarbeidet er at de alvorlige innvendingene mot den autoriserte behandlingen som er antydet ovenfor, må synliggjøres *for å bane veien for den gode nyheten*: at det finnes en løsning hvis bare prestisjen legges til side og brobyggingen og samarbeidet igangsettes.

oOo

Den andre broen er allerede bygget. Om den ikke er helt ferdig, så har den i første omgang forent to former for forskning som tar utgangspunkt i to helt forskjellige kulturer. Konkret handler dette om at akupunkturforskning, via en naturvitenskapelig hypotese, flyttes fra den urgamle kinesiske tradisjonens metoder til molekylærbiologisk forskning på laboratorier i Norge, England og USA.

Thoresen har vært arkitekt og byggmester, men har fått uvurderlig hjelp til brobyggingen fra den andre siden av de avgrunnsdype kulturmotsetningene – hvor molekylærbiolog Sergio Manzetti på en rekke forskningslaboratorier har gjennomført forsøk i den hensikt å utprøve troverdigheten av Thoresens hypotese. Selv om jeg er fullstendig amatør på begge områder, har det jeg har kunnet tilegne meg av kunnskap både om akupunkturteori og molekylærbiologi – og fysiologi - overbevist meg om at Thoresen/Manzetti har begynt på en bro som vil kunne bære en betydelig trafikk av medisinsk kulturutveksling.

oOo

Den tredje broen handler om behandling. Den er også bygget, riktignok i liten skala, men like fullt er den farbar. Med «liten skala» sikter jeg til at samarbeidet Thoresen/Manzetti, akupunktur/molekylærbiologi er i starten på noe som vil kreve mye mer forskning. Jeg sikter også til mine egne valg om å prøve denne broen: Diagnose og kontroll av sykdomsutviklingen/helbredelsen på sykehus kombinert med noen få halvtimes akupunkturbehandlinger, i den første tiden med to til fire ukers mellomrom.

Foreløpig kun én pasient som har forsøkt kombinasjonen av akupunkturbehandling og kontroll på sykehus er absolutt «liten skala». Men en bro som er gått av én og har vist seg farbar, kan følges av flere. Og jeg tenker at denne broen i første rekke vil kunne benyttes av kreftpasienter som, etter å ha satt seg grundig inn i Are Thoresens behandlingsmetode, får forståelsen av at kombinasjonen av naturlig kreftbehandling og kontroll og oppfølging på sykehus, ikke er farlig å utprøve. Det skyldes at en i god tid før det vil være aktuelt å starte kreftbehandling på sykehus vil kunne avlese på MR, CT og ved biopsier (celleprøver) om akupunkturbehandlingen har effekt på sykdommen eller ikke.

Manzetti beskriver samarbeidet med Thoresen utførlig i bokens tredje del "Chi og kjemi".

oOo

Den fjerde broen er *kommunikasjon* – i det offentlige rom og innenfor faglige og politiske miljøer hvor beslutningene tas om vårt helsevesens fremtid.
Kommentarboken inneholder en mer omfattende beskrivelse av de fire broene.

8. Det første prøvesvaret

10. juni
Tredje time hos Are Thoresen. Vi snakket først litt om det som hadde skjedd på sykehuset siden sist, spesielt de forskjellige reaksjonene på at jeg hadde tatt mitt første selvstendige valg - å avstå fra tilbudet om å få analysert en bit av svulsten.
Da Thoresen hadde tatt pulsdiagnosen, sa han:

- Nå tror jeg du trygt kan ta en biopsi.
- *Åå, - hvorfor det?*
- Behandlingen har vært virksom i to måneder nå, så det er ikke fare for spredning lenger.
- *Ååå, - hvordan mener du?*
- Når behandlingen først virker, begynner virkningen umiddelbart. De prosessene som forårsaker sykdommen har endret seg slik de skal, noe jeg kunne konstatere allerede forrige gang. Men jeg ville ikke si noe sikkert før jeg fikk enda en bekreftelse. Dette betyr at du har hatt et velfungerende immunforsvar i to måneder allerede, noe som fører til at det fortløpende vil ha tatt seg av eventuelle metastaser.
- *Hvordan kan du vite det?*
- Det er en kombinasjon av erfaringene med pasienter gjennom tjuefem år og de første resultatene vi har fått fra laboratoriet ved University of Massachusetts.

Dette var overraskende klar tale. Og ikke nok med det.

- Sannsynligvis har også selve svulsten forandret seg. Disse prosessene går raskt, så en biopsi kan være en fin måte å kontrollere hva som skjer videre, sammen med nye røntgenbilder.

Det ble ingen troverdig jubel hjemme. E. prøvde å være blid og gjorde sikkert det hun kunne for å skjule sin nye bekymring. Jeg forsto plutselig at på tross av det vi visste om andre pasienter som Thoresen hadde hjulpet i tilsvarende situasjoner, så var verken dette eller hans nye prognose nok til at hun nå virkelig trodde at han kunne hjelpe meg.

Det riktige vil være å si at hun håpet at han kunne hjelpe meg, og at hun gjerne *ville* tro at han hadde utviklet en effektiv måte å restaurere de ødelagte forsvarsverkene mine mot sykdommen. Men hun klarte det ikke.

- Du må forstå at det strider mot alt jeg har lært, og alt jeg har arbeidet med i tretti år!

Ja, jeg forsto jo det. Intellektuelt. Jeg kunne til og med forstå at hun egentlig var på parti med kirurg nr. 2, og syntes nok at kirurg Geir Haarberg hadde vært litt tafatt som ikke hadde fått meg fra mine oppfatninger om at denne sykdommen muligens kunne helbredes på en annen måte enn ved å fjerne symptomene: svulsten og eventuelle metastaser, så raskt som mulig og med så sterke midler som helsevesenet hadde til rådighet.

Det å forstå og det følelsesmessig å akseptere hadde vel knapt noen gang tidligere representert så disharmoniske elementer i mitt sjelsliv. Disse meningsforskjellene var noe mer enn meningsforskjeller og ikke helt enkle å ha så tett innpå meg mens jeg arbeidet for å styrke vilje og tro på at jeg hadde rett. Men våre forskjellige oppfatninger reduserte ikke kvaliteten på det som fremdeles hadde preg av hvetebrødsdager.

Uansett om det var Thoresens formaning om å styrke hjertekreftene, eller noe som i denne situasjonen var et resultat av vår møysommelig oppbygde kjærlighet og gjensidige respekt gjennom mer enn tre tiår, så hadde jeg i noen uker nå vært forelsket i E. for andre gang. Det var ikke like revolusjonerende og totaltoverskyggende overfor alt annet som det hadde vært første gang, dette var tross alt en form for gjentakelse. Men en ny runde kan inneholde andre kvaliteter og representere en form for *konfirmasjon* – bekreftelsen på slik det dypest sett forholder seg og har forholdt seg hele tiden.

For noen uker siden hadde jeg for alvor blitt bevisstgjort i hvilken grad jeg valgte livet, og uten at jeg skal påstå at det tidligere hadde vært noen tvil, så var det nå definitivt bekreftet hvem jeg ville oppleve mest mulig av resten av livet sammen med.

Det som gjorde den avgjørende forskjellen mellom denne gangen og da vi først møtte hverandre, var at den formen for uskyld i vårt syndefall ikke var her denne gangen. Uskylden var erstattet av en bevisstgjort, vemodig undertone av usikkerhet, en stemning som de unge nyforelskede ikke har peiling på hva kan handle om. I hvert fall ikke første gang, før de eventuelt har måttet oppleve den sorgen det er hvis forelskelsen ikke forvandles til et kjærlighetsforhold, men ender som et tragisk tap.

Selv begynte jeg nå for alvor å håpe at jeg var en av dem som Are Thoresen kunne hjelpe. Det verken E. eller legene forsto, var at det var lang vei fra dette håpet og til det å virkelig tro. Selv om jeg i utgangspunktet intellektuelt sett var åpen for at akupunkturbehandlingen kunne være virksom, og nå hadde fått hans bekreftelse på at energikretsløpet mitt hadde latt seg manipulere av akupunkturnåler, hadde jeg også fått forståelsen av at dette ikke var den kreftformen hvor han statistisk sett hadde hatt best resultater. Dette gjaldt spesielt den alvorlige formen for brystkreft hvor de kliniske erfaringene gjennom mange år hadde etablert stor statistisk sannsynlighet for at behandlingsmetoden hans kunne snu sykdomsforløp selv om de var kommet så langt at pasientene ikke lenger fikk behandling på sykehus - etter at cellegift, stråling og operasjon hadde vært forgjeves. Av flere årsaker var det naturlig nok pasienter i denne fasen av sykdomsforløpet som ønsket å forsøke andre behandlingsformer enn dem som så langt hadde mislykkes.

Så langt hadde alt gått min vei etter at jeg fikk diagnosen, og etter det Thoresen hadde sagt i dag, våget jeg å lene meg litt til forhåpningen om at sykdommen kunne vise seg ikke å være fullt så livsfarlig som det jeg først hadde regnet med.

Det var snart slutt på ventetiden for en time på Radiumhospitalet, så det var nå rikelig tid til å ta den biopsien de ønsket. Kanskje ville jeg også få mulighet til nye røntgenbilder før behandlingen eventuelt kunne begynne.

13. juni
Jeg fikk time på Radiumhospitalet 17. juni, nøyaktig to måneder etter jeg fikk diagnosen. Fem dager før reiste jeg inn til Tønsberg, etter avtale med kirurg Geir Haarberg, for å ta en biopsi av svulsten.
Å ta biopsi i endetarmen er ikke noe å skrive om. Men etter hjemkomsten - sønnen vår var en tur innom og hadde gjort klar til en utelunsj til jeg kom hjem, han var oppvokst med min aversjon mot å

spise inne når det var mulig å spise ute – skjedde det noe som absolutt må med i denne litt utvidede "pasientjournalen":
Vi hadde spist, og jeg nøt livet, slik jeg hadde fått for vane den siste tiden og spesielt nå, når jeg hadde besøk av den personen i mine nærmeste omgivelser som aller best forsto og respekterte min annerledeshet.

Min tankeverden, som jeg gjennom livet har måttet innse var vanskelig for de fleste andre å forstå - eller akseptere, om den ble forstått - var så selvfølgelig for min sønn (ja, i dette er han mere *min* enn *vår*) at han gjerne konsumerte de tekstene jeg iblant sendte ham like friksjonsløst som den gode lunsjen han akkurat hadde stelt i stand til oss. Denne formen for å følge i en fars fotspor var et av mine favoritteksempler på *genetikk*, forstått som et romslig og symbolladet begrep med et betydningspotensiale som på langt nær er fullt utnyttet i andre fag enn biologi, og som sikkert hadde stimulert min interesse for genetisk forskning – som jeg iblant puslet litt med i verkstedet mitt på min annerledesmåte.
   Resultatet av denne kombinasjonen av opptatthet og annerledeshet var kommet dit hen at jeg hellet mot den oppfatning at genetikk generelt betraktet hører mer hjemme i kategorien *resultat* enn som *årsak*. Et "gen" er en avspeiling av et aspekt ved reelt liv, av konkrete hendelser, og mer et symbol på hendelser fra det levende livet enn noe som forårsaker hendelser. Til nød kan jeg i denne litt svevende fasen av refleksjoner omkring dette området av vår forestillingsverden vurdere å godta at "genet" er en *samtidighet* – en samtidig forekommende indre kvalitet med den egenskapen i vårt vesen som uttrykte seg i tanker, ord og handlinger på Jorden.
   Slik sett kan det å lete etter ett eller flere gener i mikrobiologisk forstand og som kan gi disposisjon for sykdom, være en omvei i forhold til det å gå rett på hendelsene i livet, som i en viss forstand også er arvelige, og som på en direkte og høyst konkret måte kan hjelpe oss i anstrengelsene for å unngå sykdom eller helbrede den.

Mens vi satt og snakket om dette og, i forlengelsen av mitt sykehusbesøk, litt om mulig konkrete årsakssammenhenger bak min sykdomsutvikling, ble vi avbrutt av telefonen min.
   Noen ganger ringer telefonen. Enkelte ganger ringer den plutselig. Nå ringte den så plutselig at jeg skvatt opp av stolen og ble stående nesten i giv akt for å besvare den.

71

Det var Haarberg.
- Du må komme tilbake for å ta en ny biopsi.
- *Hvorfor det?*
- Jeg fikk akkurat en telefon fra patologen. Han sa at jeg måtte ha tatt biopsien feil, at jeg ikke hadde truffet selve kreftsvulsten, men bare fått med en vevsprøve fra utkanten av den.
- *Hvordan kan han vite det?*
- Fordi det ikke var noen kreftceller i biopsien.

Jeg kjente hvordan det begynte å strømme en nesten uhemmet glede gjennom kroppen. Jeg ble så overmodig at jeg satt meg igjen, bøyde meg fremover og vendte tilbake til den ytre virkeligheten med et nesten litt frekt spørsmål:

- *Er du så dårlig kirurg at du bommer på en svulst på fem centimeter?*
- Nei.

9. Utprøving av medisiner

I innledningen til bokens andre del ble det introdusert en bro som har forent to former for forskning med utgangspunkt i to helt forskjellige kulturer. Konkret har dette skjedd gjennom et samarbeid mellom en veterinær og klinisk akupunktør og en molekylærbiolog.

Å løfte dette samarbeidet opp fra det personlige plan og over i en form som involverer hele forskningsinstitusjoner, er ikke gjort uten overordnede grep. Med utgangspunkt i kvalitativt motsatte ståsteder og diametralt motsatte angrepsvinkler til kreft som medisinsk fenomen byr slike strukturendringer på store utfordringer.

Den grunnleggende hovedmotsetningen mellom autorisert kreftbehandling og Are Thoresens metode er fremstilt i kapitlet "Gåten og løsningen". Den skal ikke gjentas her på annen måte enn ved å sette opp noen konsekvenser av forskjellen mellom å bekjempe symptomene (svulstene og metastasene) og å stimulere organismens egen regulering av celleveksten slik at symptomene forsvinner "av seg selv" ved selvhelbredelse.

Slik jeg ser det, bør det imidlertid ikke være vanskelig for en fordomsfri "symptomforsker" å innse fordelen av enten å forebygge en situasjon før symptomene er blitt livstruende, eller å gjenopprette organismens naturlige evne til å sortere og differensiere celleveksten og -delingen.

Selv om dette innebærer at den ene part ensidig endrer angrepsvinkel, og at videre forskning må skje på kroppens eller organismens egne premisser, slik disse er avdekket gjennom Thoresens arbeid, kan møtet likevel finne sted på midten av broen. For å lokalisere dette møtepunktet må vi tilbake til den allerede skisserte hovedmotsetningen: Naturlig kreftforskning ser symptomet som et viktig og i utgangspunktet ikke nødvendigvis uvennlig signal fra organismen - om behovet for *endring*. Autorisert kreftforskning, derimot, betrakter symptomet ensidig som en fiende som bør bekjempes. På den annen side har tendensen innenfor helhetlig (holistisk) medisin mot å snu ryggen til symptombehandlingen den åpenbare svakheten at den lett overser at det finnes en lang rekke alvorlige sykdomssymptomer som truer liv og livskvalitet for millioner av mennesker, og hvor vårt helsevesen har vært alene om å utvikle livreddende strategier.

For kreft er imidlertid situasjonen åpenbart motsatt. At dette ennå ikke er åpenbart for de fleste, tillegger jeg manglende eller villedende kommunikasjon som er formidlet gjennom media. Det som følger i tredje og fjerde del av denne boken, tror jeg kan forvandle vantro til kunnskap. Kunnskap om en behandlingsmetode jeg er sikker på et flertall av leserne fremdeles er skeptiske til: Kan den virkelig holde det som denne boken påstår at den lover?

Min interesse for enkle matematiske modeller i ungdommen dukket frem igjen da jeg ble syk. Den har beveget seg fra beregninger av sannsynligheten for min egen overlevelse til en illustrasjon av det jeg så som en overraskende ny mulighet for relativt enkelt å kunne undersøke om det kan etableres såkalt *signifikans* (overveiende sannsynlighet) for effektiviteten av Thoresens behandlingsmåte.

Etter at jeg vendte oppmerksomheten bort fra meg selv og mot alle dem jeg deler sykdommen med endte jeg opp med en form for analyse jeg mener med fordel kan supplere den ekstremt kostbare metoden som i dag er den eneste som benyttes for å bedømme et legemiddels effektivitet.

Denne metoden, og hvordan jeg kom dit, beskrives i kommentarbokens kapittel med samme navn.

Av de medisinene som er ansett for å være mest helseskadelige, befinner mesteparten seg i den lange rekken av legemidler som benyttes i behandling av de forskjellige kreftsykdommene. Sammen med strålebehandling og kirurgi medfører disse medisinene en så stor belastning for pasientene at enkelte leger har begynt å spørre seg om ikke mange kreftpasienter hadde levd minst like lenge og hatt en bedre livsavslutning uten disse medisinene. Her står vi muligens overfor et alvorlig og tilsynelatende uløselig dilemma. Det kan synes som om de som tar beslutningene om vår medisinbruk har lukket både sine egne og våre øyne for dette:

I og med at noen blir friske av behandlingen, kan vi ikke slutte å gi medisinen selv om vi er klar over at andre dør av den.

Den eneste veien ut av dilemmaet, og uføret for dem som opplever det, er utvikling av en type medisin som ikke bare påstås etter forholdene å være ufarlig, men i praksis også viser seg å være ufarlige.

For kreftpasienter er det ofte slik at dersom ikke behandling og medisinering stanser kreftutviklingen er det i mange tilfeller begrunnet tvil om pasienten egentlig dør av sykdommen eller av de mange forsøkene over lang tid på å redusere symptomene (stråling og cellegift) eller fjerne dem (kirurgi).

Pr. i dag har ikke dette vært ansett å være noe stort problem i og med at det innenfor autorisert kreftbehandling har vært, og er, en enerådende oppfatning at hvis ikke kreftpasienten blir frisk av behandlingen på sykehus så vil pasientene uansett komme til å dø.

Etter å ha satt meg inn i utviklingen av tiltak og behandlinger utenfor sykehus, og spesielt den behandlingen jeg selv fikk, er det mye som tyder på at stadig flere flere *terminale* pasienter – de som sykehusene bedømmer som uhelbredelige og døende – overlever sykdommen. Den beste dokumentasjonen jeg har funnet for disse feilbedømmelsene er gitt av to kreftforskere, Jan Mæhlen og tyskeren Lothar Hirnreise, begge omtalt i kapitlet «Anekdotiske helbredelser og naturlig kreftbehandling».

For å finne ut om problematikken med farlig medisin har noen sammenheng med hva slags bevisførsel som kreves av legemiddelindustrien med hensyn til medikamentenes virkninger, må en se nærmere på hvordan legemidlene blir godkjent av myndighetene. Jeg tror de aller fleste tar for gitt at dette gjøres på best tenkelig måte i og med de enorme kostnadene bak godkjenning av nye legemidler, men jeg ønsket å gå dypere inn i dette. Selv mente jeg at mitt sykdomsforløp, fullstendig vitenskapelig dokumentert av min onkolog, sykehusenes radiologer, patologer og teknisk utstyr, er eksempel på en annen og enklere og billigere metode for å dokumentere strategier og medisiners effekt - eller manglende effekt. Dette kan betegnes som en kvalitativ metode hvor antallet pasienter er lite men hvor en følger den eller de pasientene medisinen utprøves på desto grundigere og detaljert.

Bivirkningene derimot må kartlegges over tid og etter den gjeldende *kvantitative* utprøvingsmetoden.

Den røde tråden i boken, pasientdagboken, er altså etter min vurdering en fremvisning av den kvalitative utprøvingen og i seg selv et vektig argument for hvorfor den i enkelte tilfeller bør erstatte den kvantitative metoden der denne ikke er dekkende for alle de aktuelle brukergruppene medisinen i utganspunktet er designet for.

Et annet og helt spesielt poeng, forhåpentligvis også et spenningsmoment som inspirerer lesere til å sette seg inn i den *kvalitative* formen for naturvitenskapelig forskning, er

> *at det i kommentarboken føres bevis, enkle matematiske bevis, for at Are Thoresens akupunkturmetode er effektiv på den formen for kreft som jeg ble angrepet av.*

10. Valget og beslutningen (broen)

13. juni, fortsettes

- Du må komme tilbake for å ta en ny biopsi, sa Haarberg.
- *Hvorfor det?*
- Patologen påsto at han måtte ha tatt biopsien feil, at han ikke hadde truffet selve kreftvulsten, men bare fått med en vevsprøve fra utkanten av den.
- *Hvordan kunne han vite det?*
- Fordi det ikke var noen kreftceller i biopsien.

E. hadde så vidt kommet av sykkelen og så ut som en svett kombinasjon av spørsmålstegn og utropstegn, og jeg kjente enda en gang hvordan gleden strømmet gjennom kroppen. Av frykt for at spørsmålstegnet skulle få overtaket skyndte jeg meg å fortelle resten:

- *Da ble jeg så nysgjerrig på om en slik bommert er mulig at jeg tok meg den frihet å spørre om han var en så dårlig kirurg at han kunne bomme på en svulst på fem centimeter?*
- Og hva svarte han på det?
- *Nei.*

oOo

Jeg har fått et valg. Selv om jeg ikke er i en situasjon hvor jeg behøver å ta et valg. Sykehusenes faglige elite er klar til når som helst å ta de for meg, men jeg vet at dette er noe som vil måtte bli min egen, selvstendige avgjørelse. Om jeg vanligvis har fulgt meg trygg i fotsporene til autoriteter, er jeg langt mer usikker på dem nå som det står om selve livet. Beslutningen kan ha avgjørende betydning for både hvor lenge det vil vare, og om hvordan den tiden jeg fremdeles har foran meg vil arte seg.

Et alternativ er å følge de anbefalingene som utgår fra et verdensomspennende medisinsk system, der hele den globaliserte vestlige medisinens kompetanse i prinsippet vil være til rådighet, men hvor hovedproblemet er at denne kompetansen ikke har villet ta i betraktning den andre behandlingen jeg får. Skal jeg velge en kombinasjon – eller ha full tillit til den medisinske oppdagelsen en lokal helsearbeider har gjort og som for meg, så langt, ser ut til å ha akkurat den effekten jeg i aller beste fall kunne håpe på. En effekt som går til roten av sykdommen på en slik måte at den griper radikalt inn i sykdomsforløpet på en for meg gunstig måte. Sykehusets laboratorium og analyser av celleprøven viser entydig at de inntil nylig livsfarlige symptomene ikke er livsfarlige lenger.

Valget står mellom en medisinsk verdens inntrengende anbefalinger eller en metode som bare jeg og noen hundre andre nordmenn og norske dyr; hester, hunder og katter, har fått muligheten til å erfare virkningen av.

oOo

Lunsjen sammen med min sønn ble et like spesielt og minneverdig måltid som det jeg laget i stand for E. og meg for to måneder siden, men med en avgjørende forskjell – det var skjedd et rollebytte og en avgjørende omposisjonering. Den dagen jeg fikk diagnosen, hadde jeg vært opptatt av å gjøre det beste ut av situasjonen, mens det i dag var slik at situasjonen hadde gjort det beste ut av diagnosen og nærmest snudd den fra absolutt, entydig ondartet til å tenne et reelt håp om at svulstens utløpere ikke lenger kunne trenge inn i sine nærmeste omgivelser og ødelegge dem – kriteriet for å kunne betegne den som ondartet.

Nå var det ikke melankoli og poesi som utgjorde det uutsigelige i atmosfæren rundt måltidet. Mens E. på den første vårdagen i mitt nye liv hadde vært avmålt og forsiktig med å gi uttrykk for noe som kunne tolkes i noen bestemt retning, hadde min sønn og jeg nå delt en frimodig glede for den spesielle telefonbeskjeden jeg hadde fått av kirurg Geir Haarberg, At beskjeden hadde et innhold som både for Haarberg og patologen var nærmest naturstridig, hadde jeg derimot en klar visshet om nettopp var *naturlig*, at naturens egen kreftbehandling hadde blitt restituert. En slik utvikling hadde Thoresen i sin kliniske praksis erfart som den mest sannsynlige, og gjennom samarbeidet med molekylærbiolog Sergio Manzetti hadde de transformert beskrivelsen av effekten av akupunktur til et naturvitenskapelig definert forløp – fra nålestikket, dets klarlagte virkninger på blodets sammensetning og denne endringens avvæpnende virkning på kreftceller i laboratoriet.

Dette vil Manzetti selv fortelle om i del tre. Det at jeg selv allerede hadde satt meg inn i denne forskningens resultater gjorde også sitt til at det nå begynte å vokse frem et håp om at det kunne være mulig å komme gjennom sykdomsforløpet uten en operasjon med forutgående strålebehandling. Fremdeles mer et håp enn en tro riktignok.

E. var ikke upåvirket av at det nå forelå et prøveresultat av sykdommen min innenfor hennes forståelseshorisont og egentlige spesialfelt - laboratorieundersøkelser. Og det var, i tillegg til min sønn, også en til som verken ble forbauset eller skeptisk da jeg fortalte om manglende funn av kreftceller. Sykdommen hadde nemlig utviklet seg akkurat slik Are Thoresen hadde forutsagt. Ved siste pulsdiagnose hadde han for andre gang konstatert at kroppen min hadde respondert på den første behandlingen, og han hadde da vært så sikker i sin vurdering av at sykdommen var på retrett, at han hadde sagt at det ikke lenger var noen spredningsfare knyttet til å ta en biopsi.

Denne utviklingen hadde gitt meg et valg. Da dette gikk opp for meg i sin ytterste konsekvens, bestemte jeg meg for ikke å spørre noen om råd - ikke E., heller ikke min sønn, ikke Are Thoresen som responderte på min melding om biopsien med at jeg nå også kunne fjerne svulsten uten fare for spredning.

Jeg bestemte meg i mitt stille sinn for å velge *begge deler*.

Del III

Chi og kjemi

11. Østlige forestillinger om vår organisme og livskraft.

*Den som
forstår,
aksepterer,
mens den som
ikke forstår,
forkaster.*
Juli 2013

Utbredelsen av akupunktur i den vestlige verden synes å ha nådd det vi kaller «point of no return». Dette kan underbygges ved at flere enn en fjerdedel av norske sykehus i dag gir forskjellige former for akupunkturbehandling. For dem som tror dette primært gjelder smertebehandling – det som etter president Nixons besøk i Kina med et slag gjorde denne behandlingsformen allment kjent i Vesten - har jeg valgt å ta med et konkret eksempel fra «vårt» sykehus: Sykehuset i Vestfold (SIV). Dette valget skyldes ikke bare geografisk nærhet men også nærhet i medisinsk tematikk, da den behandlingen jeg vil beskrive er et komplementært tilbud til pasienter med brystkreft.

Det handler om akupunkturforskning som er gjennomført på vestlig forsknings premisser og med de krav som her stilles til forskning som skal kunne bygges videre på av andre forskere, dvs. at konklusjonene av forskningen ligger så nær opp mot det juridiske begrepet *faktum* at de ikke er diskutable – uansett de diskuterendes ståsted.

Mediaomtaler og offentlige debatter har egget til nye motsetninger i Norge mellom tilhengere og motstandere av bl.a. bruk av akupunktur med jevne mellomrom og spesielt høsten 2012. Nå er det (for lengst) på tide å erstatte de trettende påstandene som begynner med; *"Ny forskning viser at ..."* med å presisere *hvilken* forskning som viser *hva* og med *hvor stor troverdighet*.

Slik troverdig forskning er gjennomført av bl.a. Jill Hervik, ansatt på Smerteklinikken på Sykehuset i Vestfold (SIV) og hovedpersonen bak tilbudet til norske brystkreftpasienter om å benytte akupunktur som supplement eller erstatning for den hormonbehandlingen som gis etter operasjon og cellegiftbehandling av hormonfølsom brystkreft.

Dette var ukjent for meg og egentlig gammelt nytt da en brystkreftpasient på SIV som fikk behandling av Jill Hervik orienterte meg om en forskning som har ført til at SIV i flere år har benyttet en akupunkturbehandling som involverer helt andre prosesser enn smertelindring - prosesser som ligger nærmere dem som ligger til grunn for Are Thoresens behandlingsmetode ved at den stimulerer kroppens evne til selvhelbredelse.

Hervik kunne forteller at det er to årsaker bak et såpass radikalt skritt - over den broen mellom østlig og vestlig medisin som er et av gjennomgangstemaene i denne boken:

- En studie gjennomført på *Henry Ford Hospital* i Detroit og presentert på *Europeen Breast Cancer Conference* i Berlin, april 2008,[9] og
- en mindre studie gjennomført på nettopp Sykehuset i Vestfold av Jill Hervik og Odd Mjåland, kirurg ved Sørlandet Hospital, Kristiansand.[10]

At sykehuset i Vestfold ikke er alene om å utvide bruken av akupunktur til andre områder enn smertebehandling var jeg klar over fra tidligere. Allerede våren 2010 var jeg i kontakt med en annen ansatt ved SIV, gastrokirurg Milan Spasojevic. Han er opprinnelig fra Serbia, men har etablert seg i Norge, hvor han bl.a. har mottatt prisen for beste kliniske studie i 2011. Han har ingen personlig bakgrunn innenfor akupunktur, men da jeg fortalte om mitt bokprosjekt hadde han mye interessant å fortelle meg om *utviklingen* av behandlingsformene på sykehusene i Serbia etter de krigene som ble konsekvensene av oppløsningen av Jugoslavia og dannelsen av flere mindre nasjonalstater før og etter årtusenskiftet.

Det som er interessant i denne sammenhengen er at av økonomisk nødvendighet ble mye av det høyteknologiske sykehusutstyret og en betydelig andel av kjemisk medisinering i Serbia erstattet av akupunkturbehandling. At en kirurg som til daglig arbeider ved norske sykehus betegner innføring av akupunkturnåler som hovedverktøy på sykehus for *en utvikling* og ikke et tilbakeskritt, er det aller beste eksemplet jeg har til støtte for min påstand om at et betydelig antall norske leger og andre som påberoper seg medisinsk og naturvitenskapelig autoritet er akterutseilt med hensyn til kunnskap om utviklingen av akupunktur. De kjenner ikke til at mange vestlige sykehus og klinikker har skolert seg innenfor dette feltet og har tatt akupunkturteknikken i bruk.

Ser vi tilbake på helsedebattene i norske media og tar på alvor de såkalte ekspertuttalelsene fra motstanderne av akupunktur, er brorparten av Serbias helseplagede befolkning nå henvist til helbredelse ved placebo.

Det er som nevnt ingenting galt med placebo, tvert imot. Det som er galt er både den kunnskapsløse nedvurderingen av akupunkturbehandling og den måten placebo, som begrep og helbredelsesmetode, benyttes. Det brukes *mot* en behandlingsmetode som eksempelvis en medisinsk spesialist som Milan Spasojevic ønsker skal spre seg også til land med rausere helsebudsjetter enn hans hjemland.

oOo

Hvis vi skal forsøke å nærme oss bakgrunnen for akupunktur - den tradisjonelle kinesiske forståelsen av organismen, sykdommer og helbredelse - bør vi se nærmere på de elementene i kinesisk virkelighetsoppfatning som er mest forskjellige fra våre.

Det mest slående er at kineserne åpenbart har en mye større respekt for fortiden enn vi har. Mens vi i Vesten stort sett bedømmer det meste av det vi gjorde før, som hurtig foreldet, som "middelaldersk" eller med referanser til steinalderen, holder kineserne fast ved den vitenskapen de utviklet helt tilbake fra tiden før den ble nedskrevet. Noe av forklaringen kan vi finne i en av de første vitenskapelige bøkene som er bevart, *I Ching* (muntlig tradisjon, nedtegnet ca. 800 f.Kr.) Denne tekstsamlingen omhandler blant annet den første naturvitenskapen vi kjenner til, og beskriver lovene som bestemmer *forandringene* i naturen, universet og menneskene, skjønt det dreier seg om helt andre former for lovmessighet enn dem som har skapt "Vestens" univers.

Vår naturvitenskap har et nærmest motsatt utgangspunkt ettersom den først og fremst gir lovene for det som *ikke forandres*, de varige naturlovene Selvsagt beskriver Vestens naturvitenskap forandring og bevegelse, men innenfor en statisk lovmessighet. Dette er et tjenlig "redskap" for den tidlige utviklingen av mekanikk og elektronikk, men prisen for å sette "jordisk materie" i tjenerskap er manglende forståelse av og sammenheng med, det dynamiske og organiske i tilværelsen. Av dette følger naturlig nok en manglende forståelse for andre kulturer hvor denne kløften mellom menneske og "materie" aldri oppsto. Østens industrialisering er en ren overføring fra vår kultur og har *muligens* ikke ført til de samme motsetningene mellom biologisk/mekanisk, organisk/uorganisk og statisk/dynamisk virkelighet som i Vesten.

Fra et vestlig synspunkt kan en se på forskjellene i vestlig og østlig forståelse av virkeligheten som motsetninger som utelukker hverandre, slik at den ene er riktig og den andre gal, eller omvendt. Dette gjelder også begrepet motsetninger generelt. I Vesten antyder det et forhold mellom to gjenstander, egenskaper, tendenser eller krefter som motvirker eller opphever hverandre. I Østen oppfattes de som komplementære, det vil si at de virker sammen og utfyller hverandre, noe som gir en virkelighetsoppfatning som er trygg i sin faste form samtidig som den er i en langsom, uopphørlig forandring og forvandling.

Den østlige måten å forstå motsetninger på bringer oss inn i en tenkemåte som står vestlig logikk fjernt, og som vi kan oppfatte som paradoksal, nemlig at motsetninger som tilsynelatende gjensidig bekjemper hverandre, i virkeligheten lever fredelig side om side og skaper en uendelighet av nye muligheter vi kan utprøve og utforske.

Sett i et helhetsperspektiv vil de motsetningene som utfyller og samarbeider med hverandre, forårsake en raskere utvikling mot noe nytt og bedre fungerende enn de som bryter hverandre ned. Den siste formen kjenner vi fra vår vitenskap når et såkalt paradigmeskifte forårsaker en fornektelse av de etablerte kjensgjerningene som et resultat av at de avløses av nye.

I Ching beskriver motsetningene som finnes i verden, i form av en dualitet[11] bestående av de to grunnprinsippene Yin og Yang.[12] Det dreier seg ikke her om antagonistiske, men om komplementære prinsipper, som begge inneholder kimen til sin motsetning. Alt i verden blir forstått som en vekselvirkning mellom Yin og Yang. Heller ikke er de absolutte størrelser: Hva som i en gitt sammenheng er Yin, kan i en annen være Yang. Herav følger også at naturen ikke er statisk, det vil si noe som kan defineres og beskrives en gang for alle. Den er i konstant forvandling.

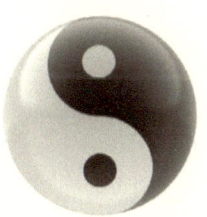

12. Hospitalet

15. juni
Etter at kirurg Geir Haarberg hadde fått den skriftlige rapporten fra patologene som hadde undersøkt vevsprøvene fra svulsten, bestilte jeg time hos Bård Nome for å få en forklaring på latinen: *Adenocarcinoma in situ*.

- Hvis jeg skal oversette det så presist som mulig når det gjelder betydningen av utsagnet og ikke ordene hver for seg, så står det faktisk *kreft – men ikke kreft*.

Dette var for meg en like absurd opplysning som den første som kom fra patologene: at Haarberg nærmest skulle ha bommet på den store svulsten da han tok biopsien.

Etter en telefon til en av sykehusets patologer kunne Nome fortelle at helt konkret viste celleprøvene kreftceller som ikke lenger var kreftceller i betydningen at de ikke hadde evnen til å infiltrere annet vev og organer – egenskaper svulsten åpenbart hadde hatt i og med at den allerede var i gang med slik infiltrering da den ble oppdaget. Dette var også årsaken til at patologen hadde trukket den slutningen at Haarberg ikke hadde truffet vitale deler av svulsten.

Til sammen ga de opplysningene jeg nå hadde fått det inntrykket at min sykdomsutvikling var noe som ikke egentlig kunne finne sted utfra kjent medisinsk kunnskap om kreft. Dette var for meg den positive siden av det som kunne se ut som et eksempel på det sjeldne fenomenet *anekdotisk helbredelse* - i betydningen en helbredelse som det ikke finnes noen medisinsk forklaring på. Eller på gammeldags godt norsk – et lite hverdagsmirakel. Ikke av de miraklene som faller på en søndag eller kommer på nyhetene, men av en type som er akkurat like velkomne for dem som opplever dem som de miraklene som blir allment kjent og lagrer seg sammen med vårt øvrige kulturelle felleseie.

Nå har det seg slik at jeg lenge hadde tenkt tanken at Are Thoresens resultater, slik jeg hadde fått referert dem, var så generelt mirakuløse at de nettopp burde bli et kulturelt felleseie og ikke bare komme dem til gode som mer eller mindre tilfeldig fikk oppleve virkningene av denne behandlingen. Dette er ikke noe jeg i disse dagene fikk anledning til å fordype meg i, for det viste seg ganske snart at også mirakler kan ha en bakside - når det betraktes fra en annen synsvinkel, i dette tilfellet den medisinske.

Bård Nome, som normalt ville sett det fra den medisinske synsvinkelen, begynte å se saken mer og mer fra min synsvinkel, ikke minst fordi han kjente meg godt fra før, kjente mine helsemessige svakheter, og ikke kunne unngå å legge merke til den positive forandringen som hadde skjedd med meg den siste tiden. Det er jo ikke vanlig at mennesker som har fått en alvorlig kreftdiagnose utstråler jevnt stigende vitalitet ettersom dagen for den første reisen til det store spesialsykehuset for kreftpasienter nærmer seg.

- Men du må i hvert fall få fjernet svulsten så fort som mulig, så jeg ringer Haarberg og ber ham sende en rapport til Radiumhospitalet og bestille dato for operasjon - eller strålebehandling, hvis spesialistene vurderer svulsten til å være for stor til å kunne opereres uten å krympe den først.

På samme måte som for snart to år siden, da jeg for alvor forsto hvor syk jeg sannsynligvis var, men utsatte å søke lege av frykt for hvordan konfrontasjonen med diagnosen kunne svekke meg ytterligere ...
... På samme måte som jeg året etter ikke ville hevde min rett og få den coloskopien jeg hadde krav på innen tre måneder, men egentlig var glad for enda en utsettelse - fordi jeg ikke trodde jeg ville overleve både diagnosen og den krevende behandlingssituasjonen. Spesielt fordi jeg da ville møte den på en årstid hvor jeg fra tiår tilbake visste at min motstandskraft og immunforsvar var alvorlig svekket ...
... På samme måte som de to foregående årene skulle jeg nå ta en beslutning i forhold til om jeg ville gå inn i en sterkt fysisk og psykisk belastende behandling, eller fortsatt konsentrere meg fullt og helt om helbredende prosesser; dyrke livet, gleden, kjærligheten, troen, viljen, viljen til å overleve - og stole på at Are Thoresens behandlingsmetode ytterligere ville heve mine selvhelbredende evner til et slikt nivå at jeg selv kunne stanse sykdomsutviklingen.

Dette var i sin enkleste form de viktigste tankene som fulgte meg frem mot neste sykehusbesøk.

16. juni
Som jeg konkluderte med ved lunsjbordet etter den overraskende telefonbeskjeden fra Haarberg ...

> *Ja takk, begge deler, jeg vil benytte meg av det jeg selv tror kan hjelpe meg, enten det har utgangspunkt i moderne, teknologisk orientert vestlig medisin eller i en behandlingsmetode med røtter tilbake i urgammel østlig medisinsk forskning*

... var jeg helt alene og uavhengig av alle andres synspunkter, av råd eller stilltiende eller uttalte krav, kommet frem til det jeg mente var den optimale kombinasjonen. Broen som gikk ut på å benytte den vestlige medisinens samlede kunnskap og all tilgjengelig teknologi i den hensikt å overvåke sykdomsutviklingen samtidig som de sterkt belastende behandlingstilbudene ble utsatt og inntil videre erstattet med et utelukkende helsestyrkende behandlingstilbud.

Jeg ville ikke si for mye om mine tanker og min beslutning til kirurg Geir Haarberg da han forberedte overføring fra Sykehuset i Vestfold til Radiumhospitalet. Men noe måtte jeg si – for ikke å bli innlagt på sykehuset og lagt i en seng, slik normal prosedyre ville være. Haarberg ringte deretter til Radiumhospitalet mens jeg hørte på, og forklarte at jeg ikke kom til den oppsatte timen for å innlede behandlingen – noe det heller ikke var grunn da det etter biopsiresultatet ikke lenger var noen entydig kreftdiagnose.[13] Jeg kom derfor for å drøfte min situasjon med den overlegen som hadde fått oversendt journalen min, før jeg tok noen endelig beslutning om hva jeg ville gjøre videre.

Egentlig skulle jeg vært på mitt første besøk på Radiumhospitalet en uke tidligere. Timen var blitt utsatt fordi pasienten «hadde nektet å ta en biopsi fra rectaltumor da han var redd for spredning av kreftceller» (sitat fra sykejournalen).

Jeg reagerte ikke noe spesielt på utsettelsen av timen, slik andre i mine nærmeste omgivelser gjorde, men da jeg i ettertid fikk oversendt pasientjournalen min, stusset jeg over språkbruken. I min verden hadde jeg ikke nektet noe, jeg hadde etter grundig overveielse gitt en relevant begrunnelse for ikke å ta imot et tilbud jeg hadde fått. Omtalen av dette i journalen minnet meg mer om tiden som menig i militæret hvor enhver selvstendig beslutning som var forskjellig fra en overordnets beslutning, var ordrenekt. Beskrivelsen i journalen kunne selvfølgelig skyldes tilfeldig og ureflektert omgang med språklige uttrykk, og hadde det bare vært med denne indikasjonen på at jeg nå var plassert aller nederst i et hierarki, så hadde det ikke vært noe å stanse opp ved. Men det skulle snart komme flere tegn på en form for umyndiggjøring av en for lengst myndig person som vi ellers ikke er vant til forekommer i vårt samfunn med mindre en person har begått straffbare handlinger.

Her var dét forhold at det var oppstått en livstruende situasjon bakgrunnen og en stilltiende begrunnelse for opprettelsen av en slags unntakstilstand. Denne unntakstilstanden hadde medført – fremdeles stilltiende – en overenskomst hvor legene hadde en form for overordnet myndighet til å fatte viktige beslutninger på pasientens vegne. Dette skjedde vanligvis uten noen form for opposisjon. Men enkelte ganger, slik som i mitt tilfelle, hadde pasientene egne oppfatninger som var forskjellige fra legenes, I de tilfellene hvor pasientene også hadde vilje og indre beslutningsdyktighet til støtte for sine oppfatninger, kunne det oppstå kinkige situasjoner. Jeg følte at en slik kinkig situasjon var i ferd med å bygge seg opp omkring meg, men jeg så på dette tidspunkt ingen mulighet til å forhindre at denne situasjonen bare forsterket seg. Mine forsøk på å få fokus bort fra det vi var uenige om – fremdriften – til fordel for det vi burde være enige om – en bekjempelse av sykdommen – ble helt overskygget av selve uenigheten.

Når det gjaldt sykdommen og den livstruende situasjonen, den som ga en åpning for en unntakstilstand hvor legene normalt tok alle viktige beslutninger på pasientenes vegne, så jeg på denne livstruende situasjonen og sykdommen som den egentlige autoriteten. Kreft er en sykdom som på mange måter fremdeles går sine egne veier. Her er legene like underordnet som pasienten, en situasjon som de etter mitt syn burde tatt til etterretning istedenfor nærmest å gi seg ut for å ha kontroll over situasjonen. Ettersom ukene gikk hadde det imidlertid begynt å demre for meg at denne hjelpeløsheten ikke er lett å akseptere for en yrkesgruppe som gjennom mange generasjoner har tilegnet seg gjennomgripende kunnskaper om menneskenes helse og tilkjempet seg en lang rekke kraftige virkemidler for å manipulere bort sykdommer og sykdomsymptomer. For de aller fleste alvorlige sykdommene er de virkemidlene legene forvalter i kampen om pasientens liv avgjørende for utfallet, og jeg begynte å forstå at legestanden generelt forsøkte å ha den samme oppfatningen når det gjaldt de virkemidlene de tok i bruk i kampen mot kreft. Problemet er bare at for alle de alvorlige kreftformene er legene mer vitner til sykdomsforløpene enn aktivt bestemmende for utviklingen av det. Dette gjelder ikke bare forutsigbarheten i om pasientene kommer til å bli friske, og hvordan tilfriskningen vil skje, men også om i hvilke tilfeller pasientene ikke blir friske og hvordan forverringen av sykdommen arter seg videre.

Jeg hadde, etter beste evne, satt meg inn i kreftsykdommenes vesen og menneskenes forskjellige forsøk på å få overtaket på dem på mer generelt og nøytralt grunnlag og det ble stadig klarere for meg at de virkemidlene legene råder over ofte er tilkjent en viktig og avgjørende betydning som behandlingen faktisk ikke har. Cellegiftbehandling, strålebehandling og operative inngrep vurderes på et svært usikkert, ofte sviktende grunnlag. At metodene likevel tilkjennes en slik viktig og avgjørende betydning vurderte jeg som den egentlige årsaken til at dialogen med pasienten i mitt tilfelle ble alvorlig skadelidende.

Generelt vil jeg tro dette gjelder for de pasientene som ikke har den samme oppfatningen som legene av hvor avgjørende de nevnte virkemidlene er for muligheten til å overleve. Mitt inntrykk var at legene ikke bare hadde som mulig instruks å gi uttrykk for at jeg ville komme til å dø hvis ikke jeg fulgte deres råd og anbefalinger, men at de også fullt og fast trodde på dette selv, noe som langt på vei forklarer hvorfor anbefalingene hadde preg av ordrer og befalinger. Et slikt syn på sykdommens absolutte dødelighet med mindre den behandles med de autoriserte virkemidlene ga meg også en viss forståelse for hvorfor det så langt ikke var blitt plass til dialog om den andre behandlingen jeg hadde mulighet for, og som jeg naturlig nok var veldig spent på om viste noen effekt gjennom sykehusets kontroller.

Personlig har jeg en så sterk intuitiv motvilje mot å bruke cellegift at jeg forestiller meg den tilsvarende den jeg ville hatt mot å bli påført blodigler på den tiden årelating var vidundermedisin mot forskjellige lidelser og sykdommer. Jeg har også forestillinger om operative inngrep og radioaktiv bestråling av kreftsykt vev og organer som så usikre virkemidler med hensyn til det endelige utfallet av sykdommen – om jeg vil overleve den eller ikke – at jeg i disse dagene har vært plaget av stor usikkerhet, tvil og beslutningsvegring, noe jeg altså har villet være helt alene om å håndtere.

På den andre siden hadde jeg noen vage forestillinger og forhåpninger om at reisen denne dagen til det store kreftsykehuset skulle gi meg noe av det faste forståelsesgrunnlaget jeg behøvde for å ta min beslutning og for å kunne basere beslutningen på klar fornuft fremfor vage anelser og intuisjon.

Slike møter har imidlertid sjelden, for ikke å si aldri, gått slik jeg har forestilt meg dem når jeg har sittet og sett ut av togvinduet og dagdrømt om hva som venter meg en time eller to inn i fremtiden. Det jeg enkelte ganger fryktet, viste seg å utebli og det jeg andre ganger så frem mot og gledet meg til, ble aldri noen realitet.

19. juni

Mitt første møte med det store spesialsykehuset for kreftpasienter var innledningen til en materialisering av den svake og utsatte posisjonen jeg var kommet i. Delvis fordi jeg var kreftpasient, og delvis som konsekvens av at jeg fastholdt fortsatt å ville være den egentlig ansvarlige for min egen helsesituasjon.

Tilfeldigvis hadde det seg slik at omtrent samtidig med utsettelsen av timen – som altså ble utsatt fordi jeg først ikke hadde fulgt rådet om å ta en biopsi av svulsten – så hadde begrunnelsen for utsettelsen falt bort. Jeg aksepterte å ta en biopsi likevel. Min vegring mot å åpne kreftsvulsten hadde på den ene siden komplisert relasjonen til et par av de legene jeg hadde hatt å gjøre med så langt, og på den andre siden hadde Are Thoresen ment at etter at min organisme reagerte positivt på akupunkturbehandlingen, ville mitt immunforsvar nå selv være i stand til å fjerne kreftceller som eventuelt ble spredt med blodbanene etter en biopsi. Selv om dette siste for meg var en litt for fantastisk påstand til å være noe jeg stolte blindt på, så var motivet for å ta en ny biopsi blitt sterkere samtidig som motivet for å la det være var såpass svekket at jeg hadde ombestemt meg.

Jeg var nå opptatt av ikke å fremstå som en spesielt vanskelig pasient, særlig fordi jeg allerede hadde følt hvor lite psykisk forstyrrelse eller motstand som skulle til for at jeg i perioder mistet den indre styrken jeg intuitivt følte jeg måtte være i besittelse av for å beholde størst mulig sjanse til å overleve.

Det var en ny, nydelig forsommerdag, og da jeg satt på toget innover mot hovedstaden, hadde jeg fremdeles en svak rus i blodet etter lunsjen sammen med min sønn. Jeg hadde nå så store forventninger til møtet med en overlege på spesialsykehuset for kreftpasienter at de knapt nok var mulig å oppfylle. Jeg satt og noterte ned spørsmål på et stort, hvitt A4 ark og hadde i min naive godtroenhet ingen reservasjoner med hensyn til realitetsinnholdet i det mentale landskapet jeg utmalte av oss to: Legen og jeg inne på hans kontor, og hvor jeg ville få veloverveide og faglig begrunnede svar på hvorfor kreftcellene i svulsten min ikke lenger var så farlige som de engang hadde vært, og hva det ville ha å bety for behandlingen videre. Min naive godtroenhet var en egenskap som hadde vært en klamp om foten i min omgang med profesjonelle innenfor næringslivet og hadde gitt meg mange negative overraskelser. Den hadde også gitt meg så store sjokkartede skuffelser at jeg for lenge siden hadde begynt å ane sammenhenger mellom denne delen av mitt arbeid og den sykdommen som hadde utviklet seg i de siste årene – på samme tid som jeg flere ganger hadde måttet forsøke å komme meg opp igjen, både mentalt og på andre måter, etter at fremtiden gang på gang viste seg å bli annerledes enn den jeg hadde planlagt og nærmest tatt for gitt.

Fremtiden og kreftsykdommer har så langt hatt det felles at de er tilnærmet uregjerlige. I etterdønningene av min medgangsrus hadde jeg enda en gang glemt at fremtiden ikke var min – at den alltid viser seg å være sin egen.

Samtidig som jeg fantaserte frem de ønskede svarene på mine spørsmål, måtte jeg nesten tvinge meg selv til å holde meg nede i togstolen og trene på ikke å buse ut med hva jeg nå nesten hadde bestemt meg for. Jeg er ikke dummere enn jeg vet at tendensiøse forhåndsbeskrivelser og ledende spørsmål fra min side kan føre til verdiløse svar. Jeg hadde på forhånd lovet meg selv, og ikke minst E., først å lytte til legens beskrivelse av hvordan han bedømte min situasjon. La han beskrive på bakgrunn av de bildene og biopsiene som var tatt, før jeg tok frem arket mitt med de spørsmålene jeg hadde forberedt.

Noe møte med overlegen slik jeg på forhånd hadde forestilt meg, ble det imidlertid ikke noe av. Etter å ha tatt en buss fra Lysaker stasjon opp til Radiumhospitalet og konstatert at dette langt fra var noe nytt og innbydende sykehus, slik jeg hadde opplevd Sykehuset i Vestfold, ble jeg satt på vent. Jeg ble sittende lenge. Det er sikkert travelt her og mye uforutsett som kan skje, tenkte jeg. Tilslutt fikk jeg besøk av en sykepleier som fortalte at hun skulle fylle ut et skjema for innleggelse på sykehuset. Jeg fortalte henne at hun ikke skulle forberede en innleggelse fordi det var avtalt at jeg skulle snakke med en lege før jeg tok noen beslutning om hva jeg ville gjøre videre. Jeg spurte når jeg kunne få snakke med denne legen, som jeg ennå ikke hadde fått noe navn på, men hun var ikke i stand til å svare meg på om jeg i det hele tatt ville få snakke med noen lege denne dagen. Det var ikke vanlig den dagen en ble innlagt og ville muligens skje på legevisitten dagen etter.

Forestillingene mine om overlegen, som jeg ennå ikke hadde fått noe navn på, bleknet. Jeg visste nok om legevisitter til at dette ikke nødvendigvis var noe som ble utført av overleger og spesialister, men av den av legene som hadde denne oppgaven i sin turnusplan for denne dagen. Denne uventede starten på møtet med det store spesialsykehuset for kreftpasienter var plutselig blitt en så sterk nedtur at jeg klamret meg fast i det første jeg kunne få tak i - jeg buste ut med hele historien min til den vennlige sykepleieren. Dette skjedde riktignok ikke overfor den overlegen jeg hadde forestilt meg og jeg hadde forberedt meg på å skulle møte, men det skjedde nøyaktig slik jeg hadde trent mentalt på toget *ikke* å skulle gjøre det. Det spilte selvfølgelig ingen som helst rolle hva sykepleieren måtte mene eller tro om den akupunkturbehandlingen jeg hadde fått, men det positive for meg var at hun (som sykepleiere flest, skulle det etter hvert vise seg) var levende interessert i det jeg hadde å fortelle. Det var ingen tegn overhodet til at hun trodde jeg fantaserte eller at en kvaksalver hadde gitt meg falske forhåpninger og at det var disse jeg formidlet.

Denne positive erfaringen bremset nedturen såpass at jeg gjenvant en mer kontrollert posisjon i det som for litt siden hadde vært fremtiden, og som var blitt nåtid, på fremtidens egne - ikke på mine mentale konstruksjoners – premisser. Jeg avrundet min historie med at siden ingen hadde noe kjennskap til den avtalen som var gjort med kirurg Geir Haarberg og en lege jeg dessverre ikke hadde hatt åndsnærværelse til å få navnet på, om hva jeg skulle utrette på sykehuset, så hadde jeg ikke annet å gjøre enn å dra hjem igjen og heller forsøke på nytt senere. Det måtte jeg ikke gjøre mente hun, og hun ville forsøke å hjelpe meg med å få til et møte med en lege på den avdelingen hvor det var forberedt at jeg skulle innlegges.

Etter å ha sittet en stund på vent igjen på ubestemt tid, og vurderte om jeg bare skulle gå, slik at jeg rakk den siste bussen som går direkte fra Radiumhospitalet og gjennom Vestfold-byene, kl. 14.00, kom det en ung lege rundt hjørnet og fortalte i en brysk tone at han egentlig ikke hadde tid til å ta imot meg i dag, men at han ville gjøre det likevel siden jeg hadde truet med å reise hjem igjen. Jeg svarte ingenting, men tenkte med meg selv at jeg på ingen måte hadde truet med å reise hjem - *jeg hadde fortalt at jeg skulle hjem igjen i dag.*

Jeg følte at dette ikke hadde vært noen spesielt gunstig åpning på en fortrolig samtale om mine innerste tanker og følelser, og det viste seg også snart at det heller ikke ble noen samtale om slike temaer. Istedenfor å snakke sammen ble jeg først målt, deretter veid og behandlet like generelt og medisinsk overfladisk som da jeg hadde den avsluttende helseundersøkelsen før jeg gikk ut av grunnskolen. Da det var kommet til de avsluttende rutinespørsmålene om jeg røykte eller drakk for mye, om jeg var trett og gikk ned i vekt og lignende, så jeg at klokken nærmet seg bussavgang, og jeg fortalte at jeg måtte gå for å rekke bussen hjem. Legen svarte litt irritert at jeg nå straks var ferdig med prosedyren for innleggelse, jeg måtte bare ned å ta en blodprøve før jeg kunne gå til sengeposten min. Men da han så at jeg var i ferd med å ta på meg ytterjakke og faktisk så ut til å ville gjøre det jeg hadde fortalt at jeg kom til å gjøre, stanset han mitt i setningen og iverksatte en ny strategi. Idet jeg rakte frem hånden for å gjøre mitt for at det skulle bli en akseptabel avskjed, forandret han tonefall til et litt mer "jeg og du er også to mennesker, ikke bare lege og pasient"-leie, og fortalte at han ga meg permisjon til det ble satt opp time "for å ta doseplan".

Jeg hadde nå så dårlig tid at jeg lot være å spørre om hva doseplan er. Det ville jeg nok uansett tidsnok få greie på. Dessuten hadde jeg ikke rukket å tenke lenger inn i fremtiden enn til den varme forsommerettermiddagen som jeg hadde en klar forestilling om ventet meg sammen med E. - bare jeg rakk bussen. Og jeg ville overhodet ikke innlate meg på noen samtale om hva som skulle skje neste uke.

Hvor kraftig bomtur dette sykehusbesøket hadde vært, gikk først opp for meg da jeg etter å ha sprunget ned alle trappene, noe som for meg vanligvis går raskere enn å ta heisen, så at bussen sto der med sjåføren utenfor, delvis synlig gjennom en tobakksky som tydet på fortsatt høytrykk (lavtrykkene kommer gjerne inn fra siden og feier tobakksrøyken unna fortløpende). Jeg satt meg, og med pulsen dunkende i hodet hørte jeg gjenklangen av legens siste ord der inne – inne i hodet.

At det fortsatt var høytrykk og pent vær og at jeg hadde rukket bussen slik at jeg kunne se frem til at E. og jeg ville få en fin forsommerettermiddag på sjøen, var ennå langt unna min dagvåkne bevissthet. Der var det mer forvirring enn orden, bortsett fra en overdreven klarhet over formell status for meg vs. helsevesenet:

Jeg var på vei hjem på perm etter å ha blitt innlagt på Radiumhospitalet uten selv å ha villet det.

oOo

22.juni
Jeg hadde ikke lyktes spesielt godt med ikke å bli en vanskelig pasient, og E. var nå minst like opptatt av at jeg ikke skulle bli en annenrangs pasient som hun var da jeg noen uker tidligere ikke tok imot tilbudet om å ta vevsprøver av kreftsvulsten.

I ettertid er det lett å innse den nærmest pubertale staheten i det ikke å kunne vente med å reise hjem til assistentlegen som skulle skrive meg inn hadde blitt ferdig med hele prosedyren – uansett hva jeg måtte synes om prosedyren og om endringene fra den avtalte planen. Nå, et par dager etterpå, vurderer jeg det slik at det ikke var endringene fra det som var avtalt med sykehusbesøket som egentlig var årsaken til min raske retrett. I og med at det ville være et argument alle i det minste kunne forstå, var det for meg et takknemlig påskudd som kunne skyves frem foran et argument jeg regnet med at ingen av de involverte ville ha forståelse for. Sannheten har sammenheng med at straks etter jeg fikk diagnosen ble jeg forvandlet fra en som vasset gjennom livet med den største selvfølgelighet til å bli en samler av liv, spesielt av gledesfylt og solfylt liv – slikt liv som ventet meg hjemme i Vestfold-skjærgården på gode dager i juni måned. Hvis ikke jeg hadde rukket bussen, Helseekspressen gjennom Vestfold og Telemark, måtte jeg ta taxi og tog og hadde vært hjemme før denne dagen var så nær ved å ebbe ut at E. nok ikke ville latt seg overtale til båttur. Spesielt når det var så mye som ventet på å bli gjort i hagen. For å få viljen min gjennom i slike idylliske uoverensstemmelse var det helt avgjørende å ha nistekurven klar når hun kom småsvett syklende fra jobben og solen fremdeles sto forlokkende høyt på himmelen.

Hele dette bildet har også å gjøre med min nyforelskelse i min kjære E., som etter årtiers samarbeid naturlig nok var blitt mer av et hverdagsinnslag i min tilværelse. Etter 17. april og diagnosen hadde hun brått fått hjertet til å pumpe hurtigere når hun kom syklende opp bakken, og fremtrådt i relieff til omtrent alt annet jeg har med å gjøre for tiden. Hun er igjen blitt noe jeg nå nesten alltid legger merke til når hun er der – og når hun ikke er der.

Dagene er fylt med større kontraster. På den ene siden er det litt mindre greit nå å tilbringe tid alene, spesielt om jeg ikke har noe å gjøre som engasjerer meg positivt. På den andre siden er det stadig mer helg og høytid når vi er sammen. Og når det i tillegg ble en slik fin forsommerdag som det var på fredag, ble det nesten besettende vesentlig å rekke bussen.

Jeg kom hjem tidsnok til å smøre litt mat og varme vann til termosen, og jeg sendte E. en melding om at hun kunne sykle direkte ned til vannet. Jeg satt to iskalde lettøl på motsatt side i sekken av termosen og plasserte matpakkene og dagens avis mellom som isolasjon, og da jeg så henne gå av sykkelen for å lukke opp grinden mellom sauebeitet og bryggen var fortredelighetene i hovedstaden nesten glemt. Jeg åpnet en øl og løftet den til hilsen og tegn på at alt var så bra som det kunne være.

Torsdagen var det ny CT og MR på Sykehuset i Tønsberg og i dag, fredag, skulle jeg altså hatt en CT på Radiumhospitalet som forberedelse til eventuell strålebehandling og operasjon. Denne CT-en skulle vært første del av *doseplanen* – som er en oppmåling ved røntgen og en inntegning på huden som sammen skal veilede det personalet som gjennomfører preoperativ strålebehandling om hvor den celledrepende høyenergetiske fotonstrålingen skal fokuseres.

   Det skulle imidlertid vise seg at heller ikke denne gangen ville mitt besøk på Radiumhospitalet forløpe som planlagt, men nå på bakgrunn av en helt annen type misforståelse. Forrige gang var det nok mine ønsker som var årsaken til misforståelsen eller kommunikasjonsbristen. Det er neppe vanlig at pasienter i det hele tatt har ønsker om hva som bør foregå i den innledende fasen i kontakten med sykehuset –eller hva det nå var som gjorde at jeg ble innskrevet som pasient før jeg hadde bestemt meg for om jeg ville det eller ikke. Ønsket, formidlet av Haarberg, avvek fra standard prosedyre, ble kanskje ikke notert, eller notert på feil sted, slikt som kan skje selv den beste.

Jeg hadde hurtig innsett at å nekte sykehuset å gjennomføre den oppsatte doseplanen, uansett hva jeg mente om den og om den var relevant i forhold til at det nå manglet en kreftdiagnose, ville føre til nye forviklinger som ingen ville ha noen glede av. Doseplan innebar heller ingen konkret aksept av operasjon fra min side, og jeg kunne jo bare fastholde det som var planlagt og kommunisert Radiumhospitalet ved kirurg Haarberg og gjentatt av meg selv på mitt første besøk på sykehuset: At jeg ville vite mer om hva jeg gikk til, at jeg ville ha en samtale med en overlege som er spesialist på det området av kreftbehandling som ble meg anbefalt - før jeg tok min beslutning.

Jeg lå derfor klar, med halve kroppen allerede inne i den store maskinen som tar CT-røntgenbilder og ventet på å få kontrastvæske inn i en blodåre. Som vanlig var det en dialog på gang med radiologen ettersom jeg er uforbederlig nysgjerrig og alltid har mange spørsmål til alt det nye som i denne tiden skjer med kroppen min. Men akkurat CT prosedyren var jeg begynt å bli fortrolig med, spesielt fordi jeg dagen før hadde tatt en CT på Tønsberg sykehus for å måle utviklingen av svulsten på de to månedene som snart var gått siden forrige bilde – noe jeg også kom til å nevne for radiologen.

Da ble det bråstopp i prosedyren. Hun forsvant ut av rommet, og noen minutter senere kom hun tilbake sammen med en mann som viste seg å være lege og som spurte meg ut om behandlingen i Tønsberg. Han beklaget at dette ikke var bedre samordnet og forklarte at problemet som nå var oppstått, var knyttet til den store belastningen som kontrastvæske var på nyrene. Han tok raskt en beslutning om at det måtte gå minst fire dager før de kunne gi meg ny kontrastvæske. Ny time ble satt opp mandag.

Legen heter Geir Olav Hjortland. Han var vennlig, med en lun og tiltalende fremferd, så i og med at jeg var kommet foreslo han en samtale før jeg dro hjem igjen. Hyggelig gjort, hyggelig mann, tenkte jeg, og fortalte frimodig om forrige misforståelse og om alt jeg den gang hadde bestemt meg for ikke å buse ut med – men som jeg nå buste ut med for andre gang.

For ikke å påta meg hele skylden for dette, må jeg tilføye at Hjortland var flink til å lytte og han ga fornuftige og relevante svar på de uvanlige problemstillingene som kom på bordet i løpet av den halvtimen han hadde til rådighet. Vi hadde på denne tiden bare så vidt kommet inn under overflaten av de problemstillingene som åpenbarte seg, og vi ble derfor enige om å fortsette der vi slapp når jeg skulle inn igjen over helgen for å ta CT-bildene. Om også denne turen ble en bomtur så var den ingen nedtur!

Det at Hjortland hadde vist meg slik oppriktig interesse, både for meg som person, for mine synspunkter og for det jeg fortalte, var uventet. At han verken var overlege eller *den* overlegen som var ansvarlig for min behandling var nå mindre vesentlig.

Jeg dro hjem i høy stemning, og helgen var preget av rastløs forventning frem mot mandagen. Da ville jeg få svar på MR- og CT-bildene jeg hadde tatt på Tønsberg sykehus på torsdagen og fortsette samtalen med Hjortland i lys av de siste røntgenbildene.

25. juni
Før jeg gikk i det andre møtet med Hjortland, hadde jeg to alternative fortsettelser i bevisstheten, og jeg hadde også klart for meg hvilke forutsetninger som ville føre til det ene eller det andre:

Hvis svulsten hadde vokst på tilnærmet den måten som var forventet av en svulst på denne størrelsen - den var stor, og jo større svulst desto raskere vekst -, så ville jeg uten videre følge det opplegget som var skissert av Hjortland i vårt første møte. Hvis det viste seg å være et betydelig avvik i forhold til forventet utvikling i veksten, i tillegg til det avviket som allerede var dokumentert ved analysen av vevsprøvene, så ville jeg be om å utsette en operasjon i påvente av hva en videre kontroll av utviklingen ville vise. Uansett om svulsten vokste ville jeg benytte Thoresens behandling parallelt.

Selv anså jeg dette som den mest fornuftige måten å forholde seg på. Å velge operasjon hvis svulsten nå viste seg å ha forandret adferd på de to grunnleggende områdene som kjennetegner kreft; *uhemmet, formålsløs vekst* og *evnen til å vokse inn i annet kroppsvev*, mente jeg ville være forhastet, i tillegg til at sykehuset ikke ville ha lov til å starte kreftbehandling ved en slik utvikling.

oOo

Hjortland kikket ned i papirene sine og fortalte at de hadde fått oversendt de siste bildene fra Tønsberg. De viste ingen endring fra forrige gang, verken på CT eller MR.

Jeg skvatt til. Det er mulig å få nervøse utslag av positive overraskelser også, og en av årsakene til at jeg skvatt, var nok at jeg på bakgrunn av Hjortlands alvorlige ansiktsuttrykk var stålsatt for å kunne ta imot en negativ beskjed. Dette uttrykket viste seg å ha en helt annen årsak.

Jeg smilte usikkert, usikker på hvorfor han ikke fortsatte, men Hjortlands alvor rokket ikke ved det mirakuløse faktum at svulsten ikke hadde vokst på over to måneder. Så jeg lot smilet bli hengende mens Hjortlands ansiktsuttrykk besvarte smilet med å lukke seg og snart ikke uttrykte noe som helst - hvis en da ikke regner uttrykksløst alvor også å være uttrykk for noe. Uansett var ikke dette noe jeg forsto meg på eller gjorde noe forsøk på å tolke, så smilet mitt trakk seg omsider langsomt sammen, og jeg kan forestille meg at mitt eget uttrykk etter hvert ble like fargeløst intetsigende som Hjortlands.

Jeg følte meg som en ape, som etter et første «oj, du verden, dette var litt av en nyhet å få før ferien» ble sittende å nærmest svare med samme mynt mens jeg funderte over hva som beveget seg inne i Hjortland mens han refererte gladnyheten. Av en eller annen for meg ukjent årsak ble det ettersom sekundene beveget seg langsomt videre tydelig at han mislikte den situasjonen han befant seg i. Om han kunne tenkt seg å spille en litt annen rolle i denne situasjonen: for eksempel reist seg og tatt av seg den hvite frakken, latt Radiumhospitalet være radiumhospital og sagt at «nå drar vi inn til Aker Brygge, tar oss en øl og feirer den fantastiske behandlingen du har fått». Eller om det hadde sammenheng med det han kort etter fortsatte å informere meg om?:

Den eneste medisinske konsekvensen av de for meg enestående positive MR- og CT-bildene som Hjortland ville innlate seg på å snakke om, var nemlig at det ikke kunne settes opp noen dato for operasjon før sykehuset i Tønsberg hadde tatt en ny biopsi av svulsten. Denne milevis fra Aker Brygge utviklingen av samtalen og ikke minst den i min verden malplasserte beskjeden om ny biopsi skyldtes at

> sykehuset nå hadde enda dårligere dokumentasjon på min dødssyke tilstand til uten videre å starte behandlingen, ja, heller ikke til å anbefale den.

Det var dette, og *bare dette*, Hjortland nå var opptatt av å få gjort noe med. Jeg visste intuitivt at nå å begynne trekke i en av de hyggelige løse trådene vi hadde forlatt fredag, og som vi var enige om å fortsette med i dag, bare ville føre til at jeg kom til å dra tråden helt ut av sammenhengen og bli sittende med den i fanget.

Det er noe som heter at løpet er kjørt. Det var en slik følelse jeg ble sittende igjen med og som langsomt begynte å legge seg utenpå følelsene av en ny og avgjørende seier. Følelsen av at jeg definitivt måtte innse at ingenting vil nytte. Uansett mine følelser innebar likevel budskapet fra radiologene, objektivt sett, et nytt skritt på veien mot å bli frisk. Det psykologisk problematiske var at budskapet ble formidlet med en så alvorlig mine at den hadde vært mer passende til en forkynnelse av en nær forestående begravelse. Og det var den potensielt mest sentrale hjelperen min og som gjorde det! Det var mye rart å tenke på. De mest blandede følelser jeg noen gang har hatt ettersom jeg nærmet meg den mest sannsynlige forklaringen: At prøvene så langt var dårlig nytt for Hospitalet fordi det for Hjortland, eller kanskje for sjefen hans, overlegen jeg aldri hadde fått møte, gjaldt om å få tatt prøver som kunne dokumentere at jeg var dødssyk og som ga grønt lyst for umiddelbar innleggelse, stråling og operasjon.

En absurd situasjon. Hjortland satt og beklaget på mine vegne at alle prøvesvarene så langt var for dårlige, etter hans mening, til at jeg kunne få anledning til å bli innlagt på Radiumhospitalet.

Jeg søkte smutthull hvor jeg kunne putte inn en replikk som var egnet til å gjenopprette den formen for sosial balanse som hadde gjennomsyret vår forrige samtale. Først hadde jeg på tungen en konstatering om at «ja, så da ble det ingen doseplan i dag heller», men fikk fort en E.- inspirert vurdering av at det å komme med noe på grensen til humor, for Hjortland i beste fall galgenhumor, ikke var egnet til å stige i gradene til 1. rangs pasient igjen. Jeg tiet og sendte isteden E. en takknemlig tanke for hennes advarsler om å legge bånd på meg og mitt i møtet med landets offisielt rangert fremste ekspertise på min sykdom.

Det ble til at jeg ikke fikk frem et ord.

Situasjonen var definitivt ikke til å misforstå: Hjortland hadde ikke til hensikt å snakke med meg om noe som helst utenfor det sentralt definerte, generelle medisinske sporet hva kreftbehandling angår, og jeg ga opp å finne ut av endringene som var skjedd med ham etter forrige møte; fra interessert og empatisk lyttende til å innta en avmålt, nærmest avvisende og autoritær legerolle.

Selv om løpet altså var kjørt, var jeg klar nok i hodet til ikke å bøye det, men tok isteden et initiativ for å endre den avbrutte dialogen til en duell:

- Men hva hvis enda en biopsi heller ikke viser noen farlige kreftceller?
- Da regner vi med at den også er feil.

13. Møtet med molekylærbiolog Sergio Manzetti

> *Det viktigste er å undre seg, stille spørsmål, nådeløst tvile på all autoritet. Hele tiden prøve sine tanker mot virkeligheten.*
>
> Dr Lawrence Krauss,
> professor i partikkelfysikk

Manzetti kommer landeveien en solfylt vårmorgen, til min overraskelse i en av de minste og mest ukurante bilmodellene som noen gang vil komme til å stå parkert utenfor vår carport. Jeg visste jo fra før at Manzetti hadde forlatt et godt betalt arbeid for legemiddelindustrien i Australia og hadde gått en usikker økonomisk fremtid i møte gjennom et langt mer idealistisk motivert arbeid sammen med Thoresen, men likevel ...

Neste overraskelse er den atletiske skikkelsen som kommer ut av det kondemnable kjøretøyet. Verken i dress og slips eller hvit laboratoriefrakk, slik jeg halvt ubevisst, halvt våken, hadde sett ham for meg de gangene han og hans forskning har vært omtalt. Han er kledt for sommer og fritid, med "riktig" snitt og stoff i buksene og en stram t-skjorte som til overmål er fylt av et velproporsjonert kroppsvolum.

At Manzetti har italienske og ikke russiske bjørnegener på farssiden, var ubegripelig. Men genetikk er ikke temaet, og det tok da heller ikke mange sekundene etter at jeg gjorde meg disse tankene, til at inntrykkene fra ankomsten var bleknet og vek plass for innledningen til de mest medrivende forskningshistoriene som noen gang vil komme til å bli fortalt i vårt lysthus nederst i hagen.

Boken om Manzettis liv og virke er ikke min oppgave, i hvert fall ikke nå.[14] Istedenfor å forsøke å formidle hans intensitet og engasjement eller gjenfortelle de mange fengslende fortellingene får det her bli med det som bør skrives om de forskningsresultatene han oppnådde ved steg for steg å forfølge Thoresens hypotese. Og stegene er lange: Han tar meg med på en forskningsreise som starter på Blindern i Oslo, fortsetter til Indonesia, India og Malaysia, videre halvveis rundt Jorden til USA, over Atlanteren til England og til slutt tilbake til USA og den første gryende naturvitenskapelige forståelsen av *hvorfor* Thoresens behandlingsmetode er virksom, og en ytterligere bekreftelse som viser *hvordan* den virker.

Hypotesen er beskrevet som en av "broene" i kapitlet med samme navn og er her oppsummert slik jeg hadde notert den før møtet med Manzetti, spent på å få dette mer detaljert beskrevet.

Ideen til hypotesen fikk Thoresen fra andres akupunkturforskning. Tidligere var det konstatert at forskjellige veldokumenterte effekter av akupunkturbehandling, som smertelindring og bedøvelse, via blodoverføring var overførbare mellom ulike individer. Dette måtte skyldes at behandlingen forårsaket en nydannelse av virksomme stoffer i blodet. Følgelig kunne akupunkturens virkningsmekanisme beskrives naturvitenskapelig ved en biokjemisk eller mikrobiologisk tilnærming. Ved å finne og syntetisere disse stoffene skulle effekten kunne gjentas gjennom å innta disse stoffene i form av kunstig produsert medisin. Å kunne bevise akupunkturvirkningen ved faktisk å produsere en syntetisk kreftmedisin var da også en tid ambisjonen for en krets av Thoresens pasienter og kolleger. Hovedårsaken til at denne strategien ble forlatt til fordel for å rendyrke presentasjonen av akupunkturmetoden er beskrevet i det kapitlet om Are Thoresen som beskriver hans yrkeskarriere i kommentarboken.

oOo

Det er 21. mai 2011, og Manzetti har rukket å følge Jordens vandring rundt Solen trettiseks ganger.

På bakgrunn av mine helsemessige prøvelser opplever jeg normalt intense mennesker som utmattende. Manzetti har imidlertid en form for intelligent engasjement som gjør at virkningen på meg blir det motsatte, og det er nesten mulig å tro ham på at den gang han var på laboratorieturné med Thoresens blodprøver i det fjerne Østen i 2006, sov han ikke på fire intenst spennende måneder. Det var alt for mye viktig og spennende å tenke gjennom.

Det faglige samarbeidet med Thoresen startet i Norge, på Blindern i oktober 2003. Der gjorde Manzetti den første og helt avgjørende oppdagelsen: selve forutsetningen for å kunne innlede en naturvitenskapelig anlagt utprøving av Thoresens hypotese. Han arbeidet den gang som forskningsstipendiat på Institutt for bioteknologi, og Thoresen hadde kommet innom for å gi ham to blodprøver. Den første ble tatt rett før han ga seg selv akupunktur, og den andre avgjørende blodprøven ble tatt ett minutt etter akupunkturbehandlingen.

Tidligere akupunkturforskning hadde bekreftet overføringen av lindring av smerte fra et dyr (A) til et annet (B) via blodoverføring fra A til B, noe som ble forklart ved at de endorfinene som ble dannet ved akupunkturbehandlingen av A, fortsatt var virksomme i B etter blodoverføringen.

Thoresen postulerte at dersom de fant en forskjell på blodprøvene før og etter akupunkturbehandlingen, ville det stoffet eller de stoffene som denne forskjellen består av, kunne ha den samme effekten på andre personer enn den som mottok akupunkturbehandlingen – dersom det forskjellen besto av, kunne identifiseres og syntetiseres.

Manzetti fant en overraskende stor differanse i konsentrasjonen av peptider i de to blodprøvene: tilsvarende 1 gram pr. liter, noe som er en kjempestor forskjell for en molekylærbiolog, spesielt tatt i betraktning det korte tidsrommet mellom prøvene.

Dette var et halvt år etter at Manzetti først var blitt presentert for hypotesen. Tidligere har Thoresen gitt meg følgende beskrivelse av dette møtet:

- *Jeg holdt et foredrag i Oslo og avsluttet med å beskrive hvordan det kan være mulig å oversette akupunkturbehandling til en kjemisk fremstilt medisin. Da jeg var ferdig, kom det en stor mann springende gjennom lokalet, som ropte:*
- Dette kan jeg hjelpe deg med!

Thoresen gjenkjente ham som en ung student han hadde gitt behandlinger noen år tidligere, sendt ham av hans far, Fabio Manzetti, en norskitaliener som hadde oversatt en av Thoresens bøker til italiensk.

Den gang Manzetti var Thoresens pasient, var han på vei mot sitt fagstudium. Han hadde et sterkt ønske om å bli forsker og lete etter hemmelighetene som skjuler seg bak begrepet placeboeffekten. Fellesbetegnelsen på bedring eller helbredelse som av ukjente årsaker er forårsaket av kroppen selv. Ofte på bakgrunn av sterk *tro* – tro på at bedring er mulig eller sannsynlig. Han hadde da ennå ikke møtt Thoresen, og han visste ingenting om at sistnevnte gjennom sitt yrkesliv som behandler og forsker hadde kommet frem til den tilsvarende ambisjonen: å utforske det som i hans vokabular heter *selvhelbredelse*.

Da Thoresen kort etter hadde løst et alvorlig helseproblem for Manzetti, var første stein lagt på hver side av broen de fem år senere bestemte seg for å bygge over avgrunnen som skiller østlig og vestlig medisin.

Før neste byggesten falt på plass, hadde Manzetti fullført studiene og fått sin yrkeserfaring gjennom forskningsprogrammer i Norge, Sveits og Australia – forskning som nesten enda en gang ødela hans helse. Umiddelbart er det litt vanskelig å forstå at den robuste og atletiske skikkelsen har hatt seks lungekollapser og et hjerte som produserte smerte.

Videre beretter han om et ødeleggende slit som ansatt hos to av verdens store farmasøytiske industrier, men han forteller ikke hvorfor – bare at han utelukker noen gang å gjenoppta denne type kreftforskning.

Det han fremhever som positivt fra disse årene, er samarbeidet med Ross Barnard, mest kjent for å ha utviklet en ny teknisk plattform for oppdagelse av smittestoffer. Manzetti smiler bredt når han forteller at Barnard likte å omtale dem som "de to gale forskerne som var omgitt av bare normale". Etter Manzettis energinivå å dømme var det lett å forestille seg at det han åpenbart mente, var en kreativ og resultatorientert form for galskap.

At Manzetti i det hele tatt har funnet en forskjell på de to blodprøvene, er det første og avgjørende skrittet bort fra akupunktur som magi og overtro. Tvert imot åpner det for et forskningsprosjekt hvor han og eventuelt andre molekylærbiologer kan arbeide videre med å kartlegge de forandringene i blodet som med overveiende sannsynlighet er forårsaket av akupunkturbehandlingen.

Likevel viste funnet seg nesten å bli en *nesefisk* (uttrykk fra fiskernes overbevisning om at hvis en av fiskerne får en fisk med en gang og lenge før de andre, er det fare for at han ikke får flere – i hvert fall ikke på lenge). Etter å ha konstatert at det var en betydelig forskjell på blodprøvene før og etter akupunkturbehandlingen, var neste utfordring å finne hvor denne forskjellen befant seg. Når en molekylærbiolog snakker om *hvor* i en blodprøve, menes ikke hvilket "sted" i blodets geografi, men når jeg spurte videre om dette og annet jeg ikke forsto, avfødte svarene bare mange nye spørsmål. Imidlertid fant jeg ut at *hvor befinne seg* enklest kan oversettes med *hva forskjellen består i.* Istedenfor å referere detaljer, henviser jeg spesielt interesserte til Manzettis egen beskrivelse i kommentarbokens appendiks.

Manzetti fant ikke dette *hvor* eller *hva,* men han gjorde en viktig oppdagelse under de neste laboratorieforsøkene i India, Indonesia og Malaysia: Han fant nemlig større kompleksitet i blodstrukturen hos mennesker enn dyr (hest), og ikke minst at det var enda større kompleksitet i blodstrukturen hos syke enn hos friske mennesker. Dette siteres med Manzettis utrykkelige forbehold:

- *Disse resultatene og andre resultater av mitt arbeid som du vil omtale i din bok, må etterprøves med flere tester før man kan trekke endelige konklusjoner.*

Det mest spektakulære som skjedde på de laboratoriene i Østen hvor Manzetti kjøpte forskningsplass og tjenester i 2005/2006, var at han måtte love å gifte seg med datteren til laboratorieingeniøren på universitetslaboratoriet i Malaysia. Det var betingelsen for at han fikk slippe til på laboratoriet til en overkommelig pris. Denne forlovelsen kunne kostet Manzetti adskillig mer enn de pengene han sparte. Han hadde vært altfor fokusert på forskningen til å tenke mye på hva slags religion og lovgivning som gjaldt i Malaysia. Der er det nemlig forbudt å omgås muslimske ugifte kvinner uten følge, også for utlendinger. Som han selv beskrev det, oppholdt han og forloveden seg flere ganger alene sammen på steder hvor det kan gi grunnlag for tiltale, selv om de ikke hadde gjort noe ulovlig. Det er jo ikke lett å bevise hva man ikke har gjort på dette feltet, når det man *ikke* gjorde, ikke er bevitnet.

Det hadde gått tre år etter nesefisken. Tilfredsstillelsen av å ha konstatert forskjellen på blodprøvene var redusert til frustrasjon over ikke å finne ut hvor man skulle lete etter den inne i det" villniset" som menneskeblod representerer for en molekylærbiolog. De utskriftene som skulle avsløre forskjellene på blodprøvene, forble identiske. Til slutt, like før han ville gi opp, samtidig som han også begynte å innse at han burde komme seg på lengst mulig avstand fra det forestående giftemålet, kom Manzetti på tanken om at differansen måtte befinne seg innenfor den delen av utskriftene hvor grafens topper på de forskjellige utskriftene fysisk kom så tett på hverandre at de ikke kunne adskilles og derfor visuelt fremsto som identiske, *skjønt de kanskje likevel ikke var identiske i blodprøvene*? Kan hende var ikke skriveren fintfølende nok og strekene for tykke?

oOo

Jeg opplevde Manzettis måte å tenke på og hans oppmerksomhet rettet mot problemets kjerne som et eksempel på den ideelle forskerbevisstheten – den som ikke er ute etter å bevise eller beskytte noe, men søker å avdekke ny, fruktbar kunnskap. Forbeholdene var mange og lange, og i pakt med vitenskapsteoretikeren Karl Poppers strenge krav til testing av hypoteser.[15] Jeg er ikke kvalifisert til å bedømme Manzettis faglige kvalifikasjoner, men jeg har forstått gjennom andre, ikke minst ved den gjennomgangen som forskere ved Radiumhospitalet har gjort av laboratorieforsøkene, at de er gjennomført slik de skal for å bli vurdert av kolleger som pålitelige. Det jeg er mer kvalifisert for selv å vurdere, er det mennesket jeg har foran meg, og de prinsipielle aspektene ved forskningen som opptar ham.

Noe som i mine øyne forsterker dette positive inntrykket og forvissningen om hans etterrettelighet, er hans uttalte skepsis til den kommersielle siden av forskningsprosjekter som har medisinske formål. Han kommer tilbake til tiden han arbeidet for farmasøytisk industri, og ubehaget han fremdeles føler overfor det han i ettertid betegner som å ha prostituert seg.

Da Manzetti får høre om mine egne refleksjoner omkring kommersielle eller ideelle målsetninger bak medisinsk forskning (referert senere i boken), kommer han med en overraskende kommentar.

- Den farmasøytiske industrien er i en så sterk økonomisk maktposisjon at ingen uavhengig forskningsinstitusjon, ikke engang nasjonalstater, har tatt opp konkurransen og forsøkt å utvikle kreftmedisin ut fra en rent medisinsk motivasjon. Mine erfaringer med farmasøytisk industri gjør det umulig for meg å ønske at de på et tidspunkt skal overta eierskapet til det jeg har forsøkt å gjøre sammen med Are. Da vil de benytte det til å fremme sine egne interesser, som fortrinnsvis er av økonomisk art. Dette betyr at de vil arbeide videre på grunnlag av Ares og min forskning, men ut fra en helt annen målsetning enn den vi har.

- *Men er du ikke opptatt av at din forskning virkelig fører frem til en ny medisin?*
- Egentlig ikke. Jeg har villet hjelpe Are med å dokumentere sin behandlingsmetode overfor dem som har makten i helsevesenet, og uavhengige forskningsinstitusjoner. Hvis jeg kan bidra til å bevise at Ares nyutviklede akupunkturbehandling er effektiv, og at årsaken til denne effekten kan bli forstått av andre uavhengige kreftforskere, har jeg nådd mitt mål.
- *Kan vi ikke arbeide for begge deler?*
- Bare hvis den naturvitenskapelige forskningen videreføres av uavhengige forskere. Medisinsk forskning bør finansieres av samfunnsinteresser som bokfører forskningen som en kostnad, en del av et utgiftsbudsjett, og ikke først og fremst ser på forskningen som en mulighet for å tjene penger. Uansett vil det bli mye billigere for samfunnet hvis de kan se kostnadene til medikamentell behandling i sammenheng med sparte kostnader til medisiner som er utviklet av samfunnet som helhet og ikke bare av noen få kjempestore, private industrier.

    Ares medisinske tenkning og behandlingsmetode kan bidra til at krefttrusselen blir slått tilbake. Det er det ikke mulig å tjene penger på, men det er mulig å spare enorme kostnader på det. Dette gjelder ikke bare tatt i betraktning de industrialiserte landenes utgifter til kreftbehandling i dag. Tenk bare på alt det produktive arbeidet som på denne måten også går tapt i disse landene!

Manzetti understreker siste del av sitt engasjerte innlegg ved for en gangs skyld å snakke i et rolig tempo og med et snev av autoritet. Og jeg aner dybden i det han her presenterer.

- Du kjenner sikkert forskjellen på fornybare og begrensede naturressurser. Et eksempel: Naturen skaper fornybare ressurser for kraftselskapene ved å løfte vann fra havet og slippe det ned i norske fjellområder. Det er alltid tilsig til de store kraftmagasinene, og naturen kommer til å fortsette å fylle dem i overskuelig fremtid.

Har du, som har satt deg inn i dette og virker å være en intelligent person, ennå ikke tenkt over at kreftsykdommene skaper den desidert største fornybare ressursen for verdens raskest voksende industri?

Jeg ble paff. Taus. Tenkte, kan det være mulig? Tenkte, nei, det kan ikke være mulig. Og tenkte om igjen: Kan det virkelig være mulig?

Manzetti hadde muligens opplevd noe han kunne ha fortalt, men likevel valgte ikke å fortelle, og jeg følte at jeg ikke kjente ham godt nok til å spørre. Han var ferdig med temaet og lot problemstillingen henge i luften mellom oss mens han ymtet noe om at vi kanskje kunne gi oss i kast med brunsjen jeg hadde snakket om. Så kunne jeg fortsette å spørre om hva som skjedde etter at han rømte fra bruden i Malaysia og over Atlanteren til laboratoriet ved University of Iowa.

oOo

Det måtte et solid mellommåltid til for å kompensere for den energien som var forbrent av den store, intense mannen de første par timene. Jeg hadde knapt forbrukt halvparten, spiste bare tredjeparten, og før Manzetti plukket opp servietten som hadde blåst ned på skiferhellene, og for siste gang tørket seg om munnen, hadde jeg en formulering ferdig. Jeg spør om den er dekkende for hans synspunkter. Kanskje jeg kan legge den i munnen på ham i boken – når han får tygget ferdig:

- Utviklingen av medisiner og særlig spørsmålet om denne forskningens retning er et alt for viktig samfunnsspørsmål til at økonomiske interesser bør være den overordnede og største motivasjonen.

Han nikker og godkjenner replikken. Jeg var igjen fristet til å gå et skritt nærmere og spørre ham om hans personlige erfaringer som forsker for legemiddelindustrien. Samtidig tenkte jeg at han selv måtte få velge hva han ville fortelle meg. Isteden fortsatte jeg derfor på oppsummeringen av det overraskende perspektivet han hadde fremlagt før vi spiste.

- *Som du først sa, er det å medisinere syke mennesker en kostnad. Dette burde ikke være lønnsomt for noen, men en kostnad samfunnet burde bære i alle ledd. Slik det fungerer i dag, øker lønnsomheten for noen få eiere av medisinproduksjonen når kostnaden øker for resten av samfunnet.*
- Ja, når flest mulig mennesker blir syke og pasientene behandlingstrengende over lengst mulig tid. Det siste hundreåret har de kreftsyke blitt stadig flere, og de blir medisinert over lengre tid.
- *Men du kan vel ikke koble medisinindustrien til økningen i forekomsten av kreft?*
- Selvfølgelig ikke. Jeg vil bare minne om det faktum at det nesten utelukkende forskes frem kreftmediciner som forlenger levetiden, ikke på medisiner som gjør pasientene friske.

Jeg lot temaet ligge istedenfor å spørre om han hadde gjort seg noen refleksjoner med hensyn til om dette hadde vært en styrt utvikling og ikke en tilfeldighet.

- Årsaken til at jeg gikk inn i samarbeidet med Thoresen, var at jeg kunne bruke min kunnskap til å finne en vitenskapelig forklaring på den originale "medisinen" – akupunkturmetoden. Vi har utviklet mer enn nok kjemiske sekundærmedisiner. Istedenfor å forske frem flere burde vi begynne å sortere ut hvilke av dem vi har som vi virkelig behøver, og hvilke vi kan slutte å bruke, det vil si hvor forholdet mellom lav effektivitet og farlige bivirkninger blir et negativt regnestykke. Isteden kan vi forske videre på primær helbredelse og spesielt på tradisjonsrike strategier som samspiller direkte med den ytre naturen og vår selvhelbredende indre natur – som vi i dag bare har et eneste medisinsk begrep for.

Manzetti har sporet inn på sitt yndlingstema, placebo – eller selvhelbredelse med utgangspunkt i mentale og psykisk igangsatte prosesser i kroppen. Uansett hvor mye gjenklang hans tanke om å sortere og redusere kjemikaliebruken i moderne medisin får i min bevissthet, er dette nok et eksempel på hvorledes hans energi sporer av fra min opprinnelige agenda denne formiddagen.

- *For litt siden sa du: "Hvis jeg kan bidra til å bevise at akupunkturbehandlingen er effektiv", men slik jeg har forstått det, har du ikke bare bidratt, men faktisk bevist akupunkturmetodens effektivitet gjennom tråden fra det du oppdaget i Oslo, og det som skjedde etter at du dro fra Østen til USA.*
- Nei, nei, det må du ikke skrive. Det er alt for mange mulige feilkilder som må elimineres gjennom gjentatte forsøk, helst av andre og minst like uavhengige forskere som meg, og forsøkene må suppleres av mange flere som kan utelukke feilkilder og tilfeldigheter. Det du kan skrive, er at de svarene vi har fått fra våre laboratorieforsøk, er *indisier* på at vi er på riktig spor. Du forstår vel hva jeg mener, håper jeg – den enorme forskjellen det innenfor forskningen er på indisier og bevis?

Jeg nikket prøvende, vel vitende om at det først var nå, etter Manzettis mange forbehold, at jeg forsto jeg fremdeles hadde mye å lære av forskjellene på de juridiske og vitenskapelige kravene til bevis og bevisførsel.

oOo

I slutten av dette kapitlet blir vi med Manzetti videre på jordomreisen – via Malaysia, på flukt fra en gifteferdig muslim, over Atlanteren og til Iowa, USA. Det har blitt juni 2006, og det er nå det virkelig begynner å skje noe som ikke bare forskere, men også folk flest burde ha interesse av.

- Jeg hadde rett. Det var i det området hvor grafenes topper i utskriften sto så tett at det var mulig å skjule differansene mellom de to blodprøvene, at differansen befant seg.
- *Det må ha vært utrolig spennende å prøve å finne ut hva denne differansen besto i?*
- Du kan tenke deg hva jeg, som er vant til å se atomer, molekyler og proteiner for meg store som hus, følte da det en septemberdag ved University of Minnesota …
- *Hadde du flyttet på deg igjen?*

Avbrytelsen bare slapp ut av meg. Vi var nå kommet til det sjette laboratoriet, i det femte landet, i den tredje verdensdelen.

- Glem det. Noen ganger er det enda bedre grunner til å velge et annet universitetslaboratorium enn en trussel om giftemål. University of Minnesota var uansett et riktig valg, for det var her jeg lyktes med å identifisere mange nye peptider som senere viste seg ikke var å finne blant dem som tidligere var blitt beskrevet av andre forskere.
- *Hvor mange peptider handler det om?*
- Mange. Du må tenke deg at det fra før er kartlagt kanskje femti tusen forskjellige peptider. Jeg valgte ut tolv som hadde fellestrekk med kjente proteinstrukturer, og som kunne knyttes til kreft, og tok dem med meg til University of Massachusetts ...

Fra sentralt (Iowa) til nord (Minnesota) i USA, og nå nord på østkysten. Her gjennomførte han den avgjørende prøven på om dette arbeidet i det hele tatt hadde noe for seg med hensyn til den overordnede målsetningen, som gjennom naturvitenskapelige laboratorieforsøk gikk ut på å vise at det ikke kan utelukkes at Thoresens akupunkturbehandling har effekt på kreftsykdom.

Dette hadde ikke vært mye å skrive om hvis det ikke hadde lykkes Manzetti å påvise en slik effekt. Hvordan det lyktes, er det virkelig verd å skrive om, ikke minst på grunn av det bemerkelsesverdige og sjeldne faktum *at det lyktes i det første forsøket.*

Det eksepsjonelle i dette er ikke innlysende, men er spesielt for kreftforskningen, som normalt angriper symptomene "utenfra" i betydningen at man konstruerer utallige varianter av stoffer som utgjør fremmedlegemer for kroppen ut fra en hypotese man først har etablert angående hvilke egenskaper og hvilken effekt stoffet må ha for å kunne ha innvirkning på sykdommen.

På universitetslaboratoriet i Massachusetts desember 2006 ble de tolv utvalgte peptidene som kom "innenfra", i betydningen fra kroppen som hadde frembrakt dem, plassert i reagensglass sammen med den type spesielt aggressive brystkreftceller som hadde plaget den kvinnen som hadde avgitt blodprøvene. Samtidig ble de samme brystkreftcellene plassert i reagensglass sammen med de anerkjent mest effektive cellegiftene som i dag benyttes som medisin for denne type brystkreft. Peptidene viste effekt i alle forsøkene. Ifølge Manzetti viste forsøkene med den mest optimale peptidblandingen og dosering like stor effekt som de mest effektive cellegiftene. Mer ville han ikke si bortsett fra de vanlige forbeholdene om flere forsøk, fortrinnsvis også med andre blodprøver og forsøk gjennomført av andre forskere.

Her kan jeg innskyte en relevant kommentar fra Are Thoresen, basert på hans kliniske erfaringer som indikerer at etter et antall behandlinger, varierende fra pasient til pasient, at det på et tidspunkt ikke kreves mer behandling. Det viser at mens cellegift har tidsbegrenset effekt og bare kan gis i begrenset mengde opp mot kroppens tålegrense – så vil vellykket akupunkturbehandling «trene opp» immunforsvaret til varig helbredelse – vel og merke dersom årsakene til sykdommen ikke får fortsette som før.

Så langt i prosessen er hypotesen etter det jeg kan forstå, uten påviste svakheter, og den *kan* derfor være riktig. At reservasjonen er uthevet, skyldes den nevnte forskjell på bevisførsel i retten og i forskningen. For de av leserne som ikke er opptatt av akademisk korrekte formuleringer, men har ønsker og håp om en effektiv behandling av sin egen kreftsykdom, kan reservasjonen oppfattes som utenomsnakk. De vil gjerne vite med enkle ord: Har Manzettis forskning støttet Thoresens hypotese og gitt noen som helst bekreftelse av akupunkturmetodens effektivitet eller ikke? På dette spørsmålet finnes det minst to svar.

Det vitenskapelige kjenner vi fra Manzettis mange forbehold og Karl Poppers vitenskapsteori.

Det personlige, det vil si mitt synspunkt, er basert på logiske slutninger ut fra egne erfaringer. Videre styrkes det av det faktum at to av Radiumhospitalets fremste forskere innenfor Manzettis fagfelt har bekreftet forsøkene og konkludert med at det er dokumentert at de nyoppdagede peptidene har effekt på kreftceller in vitrio.[16] Jeg mener det er vanskelig, for ikke å si umulig, å begrunne denne effekten med noe annet enn akupunkturmetoden, som på naturens forunderlige vis skapte peptider, som videre utløste de reaksjonene i kroppen som er den overveiende sannsynlige årsaken til at pasienten ble frisk. I et logisk og matematisk perspektiv fremstår det som en umulighet at denne kjeden av hendelser kan ha fremkommet ved en like lang rekke av tilfeldigheter.

Ut over disse første svarene vil jeg etter beste evne fortsette å formidle de faktiske forholdene i hendelsesforløpet rundt Manzettis laboratorieundersøkelser. Konklusjonen tilhører fremtiden. Likevel kommer noe av fremtiden til syne allerede i det følgende, hvor vi følger Manzetti på hans reiser etter oppholdet i Massachusetts.

Før jeg går videre, vil jeg dvele litt mer ved resultatene fra Massachusetts: *Effekten av en godkjent kreftmedisin koster det i gjennomsnitt ti milliarder kroner å utvikle frem til godkjenning,*[17] og selges over hele verden som den absolutt beste medisinen mot vekst i kreftsvulster og metastaser. Effekten er som nevnt begrenset til tiden de er i kroppen.[18] *De naturlig dannede peptidene er derimot signalstoffer som setter i gang en organisk prosess som varer.*

Dette snakker ikke Manzetti om, da slike tankebaner ikke hører hjemme i en vitenskapelig artikkel. Imidlertid hører de etter min mening hjemme i boken. Et skritt videre i tankerekken vil være å forestille seg den fundamentale forskjellen i effekt dette kan medføre utenfor laboratoriet – i menneskekroppen. Dersom to stoffer, cellegifter og peptider, i utgangspunktet har like stor øyeblikkelig effekt og cellegiftene raskt brytes ned, mens peptidene igangsetter et latent immunforsvar, har vi å gjøre med to nivåer av virkning: *livsforlengende* og *helbredende*.

I tilknytning til denne refleksjonen fortsetter jeg med noen flere tanker jeg gjorde meg om Manzettis oppdagelse etter at han hadde reist:

- Det som, meg bekjent, ingen andre har lykkes med å konstatere og synliggjøre på en vitenskapelig måte: *en naturlig prosess i kroppen som har signifikant effekt på kreftceller*, påviste forskerteamet Thoresen/Manzetti i første forsøk.
- Hvordan hadde "verden" reagert hvis en av de store legemiddelprodusentene hadde offentliggjort oppdagelsen av giftfrie stoffer som kroppen selv produserer, og som allerede i første laboratorieforsøk viser like stor effekt på kreftcellene som de sterkeste cellegiftene?
- Og hva om denne oppdagelsen hadde blitt gitt i gave til helsemyndighetene i de landene som var villige til å forske videre langs dette sporet?

Jeg våger meg på en gjetning: Det ville ikke ha vært et eneste helsedepartement i et demokratisk land som ikke hadde bukket og takket legemiddelprodusenten hvis resultatet og rettighetene knyttet til denne grunnleggende forskningen ble gitt til fellesskapet, slik at dette landets helsevesen kunne gå i bresjen for utryddelsen av kreft som dødelig folkesykdom.

Men – denne oppdagelsen er gjort! Det har skjedd i virkeligheten, ikke bare i et tenkt eksempel. Det eneste som var tenkt i eksemplet, var at det var et legemiddelfirma som hadde gjort oppdagelsen, og ikke to frittstående norske forskere utenfor de autoriserte forskningsmiljøene.

Det var tilliten til Thoresens medisinske kompetanse og håpet om å gjøre en slik oppdagelse som han hadde forutsett som Manzetti hadde med seg i bagasjen da han startet på verdensturneen. Han fant ingen indisier på at forutsigelsen var feil. Derimot fant han en logisk sammenhengende kjede av indisier som peker fremover mot at den en dag definitivt er definert og dokumentert.

Det var ingen tegn til at Manzetti mente det var noe spesielt ved det å ha identifisert og utprøvd nyoppdagede peptider som viste effekt på kreftceller. Han visste selvfølgelig at det han hadde funnet, sannsynligvis var det neste leddet i årsakskjeden etter nålestikket – det som gjorde kroppen til kvinnen som avga blodprøven, i stand til selv å stanse et angrep av hissig brystkreft. Fra sin profesjonelle synsvinkel, den molekylærbiologiske, hvor proteiner fremstår som noe minst like virkelighetsnært som det vi andre erfarer med våre fem sanser, oppdaget Manzetti i det minste en del av det våpenet kroppen selv etter en årtusenlang utvikling har kommet frem til som det beste forsvaret mot kreft. Han røpet ikke et snev av faglig stolthet over dette eller noe behov for at jeg skulle fremstille det som noe banebrytende arbeid.

oOo

Manzetti kom hjem til jul og reiste ut på nyåret til England, til University of Nottingham, som har oppnådd stor anerkjennelse for sin kreftforskning. Der innledet han samarbeid med en professor som ønsket å etablere et doktorgradsstudium på videre forskning med Thoresens peptider. Dette samarbeidet mislyktes.

Her har Thoresen og Manzetti hver sin forklaring på hvorfor. Istedenfor å referere dem vil jeg begrense meg til å referere noe de ikke er uenige om av det som skjedde på universitetet i Nottingham. Nemlig at deres lager av peptider og flere av de blodprøvene som ble betrodd universitetslaboratoriet, ble ødelagt uten noen tilfredsstillende forklaring. Ifølge Thoresen er dette nemlig noe som ikke er helt enkelt å forklare som et uhell.

Om østlig medisin var det medisintekniske utgangspunktet for Thoresens oppdagelse og hypotese, skjedde de naturvitenskapelige syvmilsstegene i Vesten. Etter fiaskoen i England dro Manzetti tilbake over Atlanteren til USA og det fjerde amerikanske universitetslaboratoriet, ved University of Michigan. Vi er kommet til mai 2008.

Nå starter dyreforsøk. Ifølge Oslo Cancer Cluster (jf. fotnote 19) behøves det i gjennomsnitt halvannen milliard til laboratorieforskning forut for oppstart av dyreforsøk. Thoresen og Manzetti kom dit for en tusendel av dette, noe de selv forklarer med det forholdet som er berørt ovenfor, nemlig at når man arbeider innenfra og *med* naturen, kan man gå rett på istedenfor å måtte lete etter "nålen i høystakken" eller hele tiden selv konstruere stoffer og prøve og feile om og om igjen.

Samme høst ble peptidene injisert i mus som var påført kreftsykdom. Den første serien med forsøk viste virkning på kreftvulstene. Effekten var imidlertid ikke stor nok til å betegnes for signifikant, og kvalifiserte derfor ikke til å kunne starte forsøk med mennesker. Dette ville på alle måter vært sensasjonelt, og en naturlig progresjon ville nå være å følge opp disse forsøkene med å utvide repertoaret av peptidkombinasjoner og doseringer (mengde og intervaller). Den første serien med museforsøk ble imidlertid den eneste – så langt. Det var ikke penger til flere forsøk. De begrensede økonomiske ressursene de hadde til rådighet, ble isteden benyttet til et såkalt RNA-uttrykningsforsøk. Dette betegnes også som *mekanismeforsøk* fordi målet er å kartlegge virkningsmekanismen til de stoffene hvor tidligere forsøk har vist effekt på kreftceller.

Det andre målet med utprøving på dyr (mus) er å kartlegge om medisinen har toksisk effekt og i så fall om giftighetsgraden er for stor til å begynne med menneskeforsøk. Det ble allerede i første forsøk konstatert at peptidene ikke hadde noen målbar toksisk effekt, noe som var ventet i og med at medisinen er produsert av kroppen selv.

Før mekanismeforsøket hadde Manzetti som nevnt funnet signifikant effekt på kreftceller og klare indikasjoner på at peptidene har effekt på kreftvulster i mus. Hvis han lyktes med å komme på sporet av virkningsmekanismen, ville det innsnevre sannsynligheten for at de gode resultatene fra de andre forsøkene kunne skyldes noe annet enn peptidene, som urenheter i prøvene, hvilket han selv nevnte blant sine mange forbehold.

Tidlige forsøk hadde som nevnt vist en "avvæpning" av kreftcellene. Manzetti lyktes gjennom RNA-forsøket å vise *hvordan* peptidene avvæpnet dem. Hvis noen så langt har næret tvil om at peptidene faktisk har effekt, vil det å ha vist hvordan de virker, med logisk nødvendighet måtte fjerne enhver berettigelse for tvil på *at* de virker.

RNA-forsøket viste at akupunkturbehandlingen, bare ett minutt etter nålestikket, hadde forandret selve det genetiske fundamentet hos pasienten. Studiet av slike forandringer kalles epigenetikk.

Epigenetiske faktorer antas som viktige i svulstutviklingen og dessuten i utviklingen av organismene, og har antakelig også betydning for evolusjonen generelt fordi det genetiske repertoaret øker.

Epigenetikk er definert av Richard C. Francis i boken *Epigenetics*: "Begrepet epigenetikk er gjerne definert som forandringer i genmaterialet som ikke omfatter selve DNA-koden, men som likevel endrer funksjonen til genene. Typiske eksempler er metylering av DNA-molekylet og acetylering av histoner som DNA er kveilet rundt."[19]

Ved et eventuelt positivt resultat av de siste laboratorieforsøkene Manzetti utførte på forskningslaboratoriet ved University of Michigan i 2008, ville han ha gjennomført hele serien av forsøk bortsett fra forbedrede dyreforsøk og forsøk på mennesker. Følgende var oppnådd:

- Dokumentasjon av at akupunktur forårsaker store mengder nye stoffer i blodet
- Identifikasjon av de nye stoffene
- Dokumentasjon av effekt på kreftceller i laboratorieglass
- Dokumentasjon av begrenset effekt på kreftceller i mus og ingen toksisk effekt på friske celler
- Dokumentasjon av virkningsmekanismen

Manzetti forteller at også mekanismeforsøket lyktes i *første* serie med laboratorieforsøk. Det han fant, er at peptidene kontrollerer – *nivåregulerer* – gener som, slik det tidligere er vist, er involvert i aggressiv brystkreft. Altså er det ikke lenger bare rekken av Thoresens pasienter som bekrefter effekten av behandlingen, men en komplett serie med laboratorieforsøk, hvor ingen utgjør det såkalte svake ledd i kjeden.

Det som fascinerte meg mest og ble hengende i lysthusets bladverk lenge etter at Manzetti hadde fått start på sin en gang hvite bil, var kombinasjonen av intensitet og sanndruhet. Jeg så for meg diverse analogismer avfødt av samarbeidet mellom denne muskuløse kruttlappen og den til tider ekstremt avslappede Thoresen, med sin evne til ut fra naturens små hint å trekke dype og vidtgående konklusjoner. Dette er en egenskap som for forskningskolleger kan fremstå som lettvinthet, men som utgjør en forutsetning innenfor Thoresens hovedfelt: kombinasjonen av en intuitiv og rasjonell begavelse til å avdekke naturens egne evner til selvhelbredelse.

Rustflekkene på Manzettis bil da den flimret forbi mellom bladverket og ga fra seg en siste hilsen i hornet, ble for meg adelsmerker, både symboler og beviser på en atom- og molekylkunstner som har fulgt sitt sterke ønske om å være selvstendig og ikke lenger arbeide mot mål han ikke ser noen verdi i.

14. Sergio Manzettis resymé av laboratorieforskningen

Det første forsøket er sentrert rundt uvanlig høye endringer i innholdet i en rekke blodfraksjoner som ble sentrifugert i oktober 2003. Disse fraksjonene ble ekstrahert fra en frivillig som lot seg behandle med LV3 av Thoresen. Prøven viste store forandringer i innholdet, men med ukjente detaljer om hvilke substanser det gjaldt. Disse endringene har ikke blitt sammenlignet med en ikke-behandlet person, men de ble sammenlignet mot før behandling (noen minutter i forkant av nålsetting) og underveis i behandlingen, med ca. 5 minutters jevne mellomrom. De påviste endringene ble antatt å være for store for en vanlig serologisk forandring over en periode på 20 minutter og ble derfor starten på videre undersøkelser av akupunkturstimulus' effekt på blodinnholdet. Prøvene til en kreftpasient som ble donert og tatt før og etter behandling (60 sekunder), ble videre undersøkelsesobjektet. Via revers-fase HPLC ble det ikke funnet noen endringer i prøven før og etter akupunktur, men ved bruk av en sterk kationisk HPLC ble det funnet en fraksjon som før akupunktur var normal, og etter 60 sekunders stimulus økte i signal med cirka 20X i HPLC-plot areal. Denne fraksjonen ble analysert med henblikk på proteininnholdet via en standard protein-konsentrasjon måling. Resultatene viste en økning på innholdet av ladete proteiner på 0,54 mg/l fra før akupunktur, og inneholdt protein kandidater av både kreftrelaterte proteiner som normale proteiner som hemoglobin. Sekvensenes opprinnelse (hvilke proteiner de stammet fra) ble sett i sammenheng med pasientens situasjon, og deres fragmenterte korte lengder ble grunnlaget for å finne ut om disse kunne ha en virkning mot kreft, som bioaktive peptider. Disse ble så syntetisert ut fra deres identifiserte sekvens, for å bli testet på forskjellige typer kreftceller.

Av de cellene som ble testet, ga peptidene mest utslag på brystkreftcellen av type MCF7. Resultatene ble så brukt som grunnlag for å kontakte et av de ledende oppdragsbaserte kreftforsknings-laboratoriene i USA, Molecular Imaging Research (i etterkant kjent som Charles River Labs), Ann Arbor, Michigan, som ble hyret på kontrakt for å teste om peptidene også hadde en effekt på mus med slike celler. Resultatene påviste en effekt fra disse peptidene både på cellenes cellevekst og til dels på å bremse kreftsvulstvekst av MCF7-typen hos mus uten immunforsvar.

En RNA-chip test, hvor uttrykt RNA fra MCF7-celler ble målt, før og etter anvendelsen av de 12 peptidene på celler, viste faktiske resultater av celleveksthemmende karakter. Ved senere kontakt med norske institutter oppsto det uventet påstander fra norske forskere om at effekten av peptidene var toksisk, og ikke signalbasert. Dette betyr med andre ord at de norske forskerne (ved Radiumhospitalet) mente at sekvensen eller identiteten til peptidene ikke var årsaken til at kreftcellene døde, men mengdene. Dette ble likevel sett på med undring da RNA-chip testene gjort også ved MIR viste klare resultater på at krefthemmende proteiner ble uttrykt via peptidenes effekt på celler, og da ikke innebærer en generell toksisk effekt, men sekvens spesifikk resultat.

oOo

Utdrag fra artikkel om Are Thoresens behandlingsmetode

"Changes in the blood after the described treatment. Identification and isolation of pharmacopotential bioactive peptides from the human body, and their preliminary application against breast cancer"

I have shown and detected 12 bioactive peptides with strong anti-cancer activity. The peptides were isolated from the blood of a human patient with breast cancer treated by acupuncture, re-synthesized and tested against several breast cancer cell types, 1 colon cancer cell type, a prostate cancer cell type and a healthy-cell line model. The effect of the peptides resulted to 100 % cell death on the most common breast cancer cell type, MCF7, after 96 hours. The speed of cell-death was shown to be equivalent to other drugs as Tamoxifen and Doxorubicin, however differing from Doxorubicin and Tamoxifen which are highly toxic and extinguished 87 % percent of the healthy cell line model, the peptides seemed to stimulate slightly the growth of the healthy cell lines and induce not harm them. The peptides were recently tested on the common MCF7 cell line in nude mice models, and showed to induce a linear cell-death signal. The relationship between the cell tests and the mice tests suggests that the peptides have a full cell-death effect on MCF7 cells which however needs to be protected against the immune system of a multicellular organism. The protective method of PEG-modulation is under testing on mice, and will, as expected from other studies performed with PEG, prolong the half-life of the peptides in circulation, and thereby induce stronger cell-death signal to function as a complete pharmacoactive agent.

Sample results and peptides found in the patient

The acupuncture stimulus of the patient yielded a pair of samples, where samples A, from before acupuncture had half the amount of peptides than sample B, from after acupuncture. This instigated not only the rapid effect of generation of changes in the blood after only 60 seconds of acupuncture stimulus, but also a myriad of potential peptides responsible for the internal response to the acupuncture. The key to the isolation process was a sequential choosing of crucial factors, which were not only statistically probable of being in the sample of the diseased woman, but also to be related to some known factors, such as Tumour Necrosis Growth factor as an example. Out of the 70–110 peptides resulting from two different identification methods, 12 were chosen based on their statistical probability of being present in the blood. The probability ranged from 95 %–90 % for 11 of these, and 72 % for one particular. The common theme of all the peptides found, was that they were fragments of proteins, suggesting a mechanism of generation of potential "medical" peptides, from existing proteins in circulation.

Many of the peptides found turned out to be related to cell-cycle regulation proteins. The proteins involved in cell-cycle up and down-regulate cell-growth, and play key roles in daily maintenance and control of the organisms' adaptation to internal and external changes. Table 1 illustrates the origin of the 12 peptides.

Table 4. *List of parent proteins of the 12 peptides originating from subject treated by acupuncture.*

Protein	Statistical Probability	Function
Chain C, Hemoglobin Thionville Alpha Chain Mutant [*H. Sapiens*]	95 %	Oxygen-carrier
Chain A Deoxy hemoglobin [*H. Sapiens*]	93 %	Oxygen-carrier
Glutamyl Prolyl tRna synthetase [*R. Norvegicus*]	95 %	Aminoacid synthesis
Zinc finger, SWIM domain containing [*H. Sapiens*]	95 %	Forming nucleoprotein complex in apoptosis possibly involved with proteasome-Ub pathway [45].
Golgin 45 (JEM-1) leucine zipper nuclear factor [*H. Sapiens*]	93 %	DNA-binding protein first found in leukaemia cases, role in cell maturation [46]
unnamed protein product [*H. Sapiens*]	77 %	Liver-secreted protease inhibitor, antichymotrypsin-like *******
KIAA0476 protein [*H. Sapiens*]	95 %	Unknown factor, detected first in brain tissue. [48]
Winged helix domain-containing isoform B [*H. Sapiens*]	95 %	Possibly involved in chromatin-interactions [49]
unnamed protein product [*H. Sapiens*]	82 %	mRNA from NT2 neuronal precursor cells treated 2-weeks mitotic inhibitor after 5-

			weeks retinoic acid (RA) induction (unpublished)
Regulatory Protein [*R. Norvegicus*]		95 %	novel mitogenic regulatory gene which is transcriptionally suppressed in cells [50]
Laminin gamma 1 [*M. Musculus*]		94 %	a novel transmembrane protein with a strong and developmentally regulated expression in the nervous system.[51]
Chain A, Nmr Structure Of The Nalp1 P Apoptosis related [*H. Sapiens*]		93 %	Apoptosis inducer – new member of death domain superfamily since 2003[52]

Cytostatic effects on cancer cells

The 12 peptides were tested at Molecular Imaging Laboratories, Ann Arbor, MI, USA. The peptides effect was focused on the most common breast cancer cell type, MCF7. The MCF7 cell line originates from a patient that had breast cancer with spreading to the lungs and bones and is a common cell type to test both commercial and experimental drugs on. The peptides were synthesized at the Biomedical Genomic Centre at the University of Minnesota, and shipped to MIR for testing. At MIR laboratories, the peptides were mixed in an equal dose into a complete mixture, to simulate the acupuncture stimulus, and prepared for application on the cell-plates.

The cell-death effect of the peptides has been observed already within the first 24 hours (as seen from results from earlier tests at the

University of Massachusetts) to be even faster than the common drug Tamoxifen. After 96 hours, of daily doses, the breast cancer cells are 100 % extinguished (see Fig 1). The effect of the peptide mixture I denoted to have an IC50 of 70. This number delineates its potency. The effect was observed as a hyperbolic curve, where the highest concentrations give the fastest effect of cancer-cell death.

The cell-death effect of the peptides has been observed already within the first 24 hours (as seen from results from earlier tests at the University of Massachusetts) to be even faster than the common drug Tamoxifen. After 96 hours, of daily doses, the breast cancer cells are 100 % extinguished (see Fig 1). The effect of the peptide mixture I denoted to have an IC50 of 70. This number delineates its potency. The effect was observed as a hyperbolic curve, where the highest concentrations give the fastest effect of cancer-cell death.

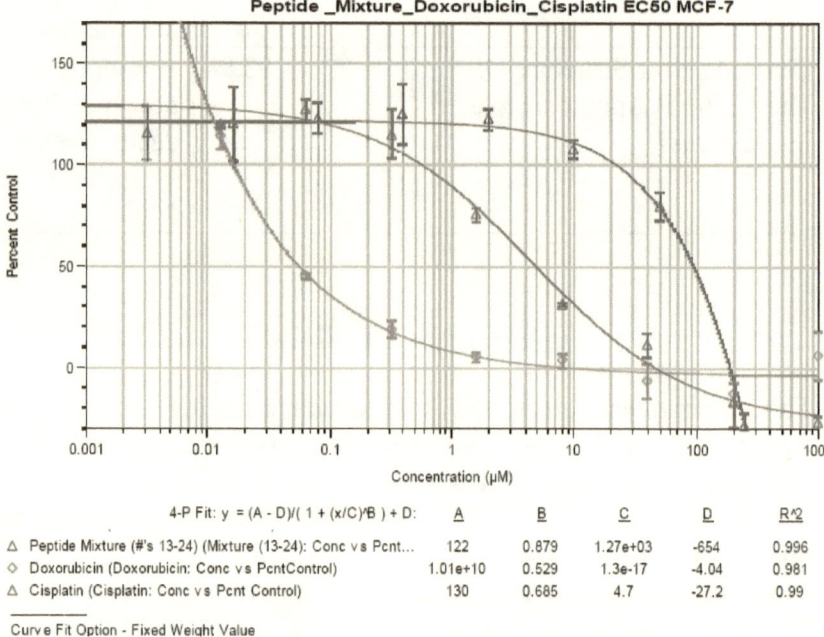

Fig 4. Determination of the effect of peptide mixture (Dec 08).
The effect of the complete peptide mixture on the MCF7 breast cancer cell line. The green line shows the effect of the peptide mixture reaching a 100 % cell death at a daily dose of approximately 250uM. The orange and brown lines shows the effect of Doxorubincin and

Cisplatin, two regular medicines, which kill the cells starting from lower concentrations (inducing severe side effect on the patient).

The effect of the 12 peptides shows also another positive aspect, it spares healthy cell lines, *in vitro*. The peptides were tested at the University of Nottingham on a healthy cell line, and show not to harm its growth. So simultaneously as the peptide mixture kills 100 % of breast cancer cells MCF7, its saves the healthy cell from its killing effect. The potential drug is therefore appearing as selective, and may be related to its origin from the body, resulting from a stimulus of acupuncture.

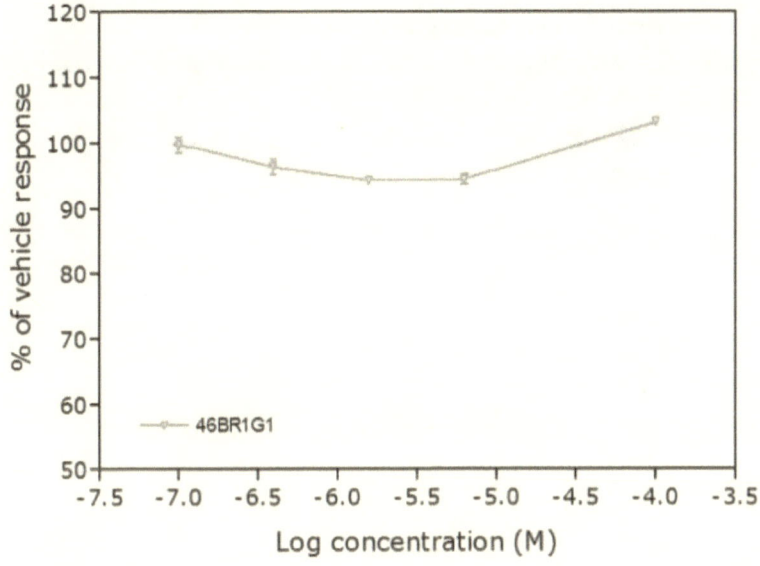

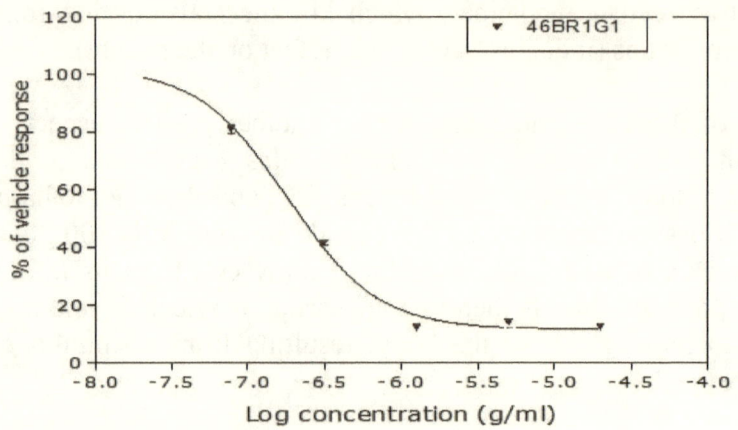

Fig 5. Effects on healthy cell line studies (Aug 08).
The twelve peptides did not induce substantial effects on a healthy cell line model (study from Nottingham University).
The regular drug, Doxorubicin, induced an 87 % death rate on the healthy cell line model.

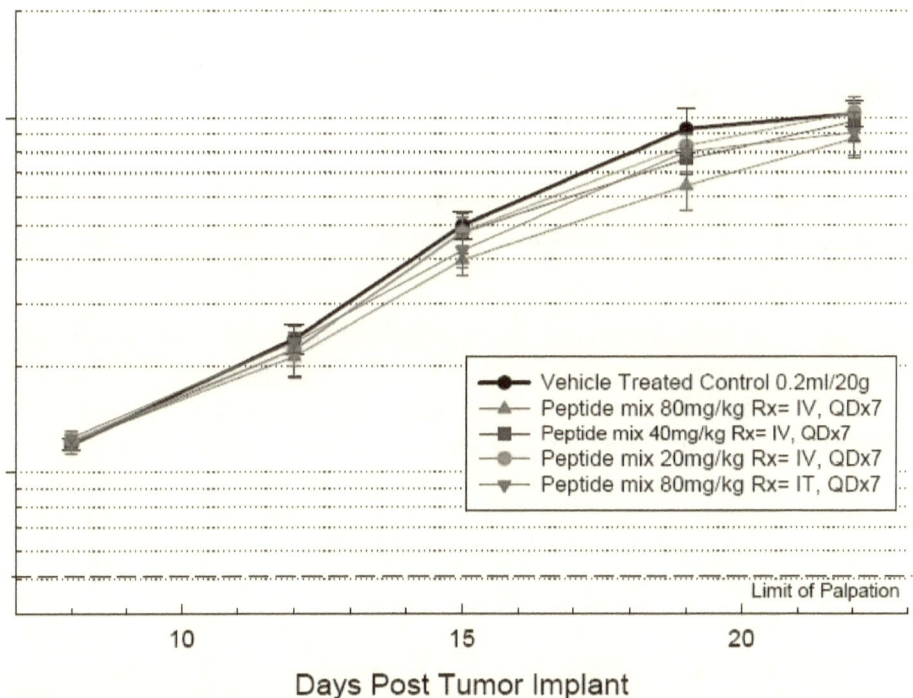

Fig 6. Peptides effect on mice models in unprotected formulation. The five lines show the growth of the tumour in five groups of mice that were treated in alternative ways. The black line, which shows the strongest cancer growth, illustrates the mice that were carring an MCF7 tumour and did not receive any medication. The red line shows the mice that carried a tumour and were given 80mg/kg of peptide mixture, showing the slowest tumour growth. The blue line shows the growth of the tumour in the mice receiving half dose, 40mg/kg, showing a stronger tumour growth. The pink line shows the growth of the tumour in the mice receiving the lowest dose of peptides, 20mg/kg. The green line shows the growth of the tumour in mice receiving the highest dose injected in the tumour.

(Da boken ikke trykkes i farger må en følge symbolene)

15. Hospitalet II

25. juni, fortsettes
- Men hva hvis enda en biopsi heller ikke viser noen farlige kreftceller?
- Da regner vi med at den også er feil.
- Hva er vitsen med å duellere på en slik bane, og med slike regler?

tenkte jeg, paff over den kontante pareringen av mitt utfall. Jeg fortsatte med å holde tankene mine for meg selv mens Hjortland forsvarte sitt synspunkt på en måte som i mine ører bare var en dekkoperasjon for hans egen ubekvemhet. Jeg tror han fornektet noe utfra lojalitet til sin profesjon og jeg var for lengst mentalt ute av døren, ute i det fri, lenge før han var ferdig med de praktiske detaljene om hva som kom til å skje videre med meg bare de så raskt som mulig fikk en biopsi med "positivt resultat".

Merk at et positivt resultat i medisinsk forstand betyr at en finner det en leter etter. I dette tilfellet handlet alt nå om å lete etter bevis på at jeg fremdeles hadde en aktivt livstruende kreftsykdom, istedenfor å forholde seg til de indikasjonene på det motsatte som det nå forelå enda en av.

Det jeg mente å lese av Hjortlands holdning hadde lokket frem ironi og sarkasmer på rekke og rad, men jeg fulgte E.'s instrukser og holdt inne med mine kjetterske tanker. Jeg hadde nå lært såpass at det var fåfengt å få Hjortland ut av troen på at jeg uansett var i en situasjon hvor en kreftbehandling basert på tilstand og diagnose 17. april var min eneste sjanse for overlevelse - eller er det rollen han må spille som i så fall går ut på at han later som han tror det. I Hjortlands eller hans overordnedes helseunivers måtte jeg jo forstå at det som åpenbart var ondartet kreft ved visuell diagnostisering (coloskopi, rektoskopi), ikke bare kunne bli bra så raskt og problemfritt. Når diagnosen så tydelig viste at jeg var ute på en reise mot den sikre død hvis jeg ikke ble operert, var jeg nå – uansett prøveresultater – påstått å være på vei mot "the point of no return", at svulsten ville bli inoperabel og jeg deretter bare kunne tilbys smertelindrende behandling frem mot dødstidspunktet i nær fremtid.

Til forskjell fra Hjortland & Co. stolte jeg på at samtlige prøveresultater så langt ikke var tilfeldige men indikerte en annen fortsettelse enn den som autorisert kreftbehandling ser som den eneste. Hvis det hadde blitt regnet litt på den statistiske sannsynligheten for at biopsi, MR og CT alle tre viste feil, sammenholdt med at jeg i samme tidsrom fikk en behandling som jeg i vårt første møte hadde møtt stor og positiv interesse for, så vil jeg tro at Hospitalet, som jeg, ville benyttet denne kunnskapen til å vente å se hva som skjedde med sykdommen istedenfor å fortsette å lete etter kreftceller som fremdeles var farlige. Uansett, og selv om det fremdeles var noen der, var de langt fra mange nok til å få en kreftsvulst i sin normalt raskeste vekstfase til å vokse så mye at det ble registrert av sykehusenes mest fintfølende og nøyaktige redskaper.

Isteden hadde jeg fått *beskjed*, ikke noe forslag, om hva som nå skulle skje med meg, og istedenfor å argumentere kom jeg meg også fysisk ute av det lille kontoret, full av motstridende følelser. Jeg hadde aldri før opplevd at den samme personen hadde oppført seg så forskjellig overfor meg med bare noen dagers mellomrom - uten at noe spesielt hadde funnet sted mellom oss. Det eneste som var skjedd i mellomtiden, var at vi hadde fått en ny og overraskende gladmelding fra radiologene, de som tolket bildene av utviklingen av sykdommen min. Hjortland hadde før helgen bekreftet at CT og MR er helt presise målemetoder, forutsatt at kvaliteten på bildene er tilfredsstillende. Så, - uansett om kirurg Haarberg hadde bommet på svulsten eller ikke da han tok biopsien, kunne det i hvert fall ikke sås tvil om at

svulsten ikke hadde vokst på de siste to månedene.

4, juli
Selv om jeg fremdeles ikke trodde at Haarberg hadde bommet på svulsten, så var stadig E.'s bønn om at jeg ikke måtte sette meg selv i fare for å bli en annen rangs pasient fremme i bevisstheten, og jeg ga derfor etter når det gjaldt kravet fra Hospitalet om at det ble tatt nye *biopsier* – i flertall fordi jeg nå er blitt klar over at det hvis mulig tas mer enn en vevsprøve. Det skjedde i Tønsberg i går hvor det ble tatt tre dype vevsprøver, så dype at jeg på et tidspunkt utpå natten begynte

å frykte at det var ettervirkningene av dette inngrepet og ikke kreft som ville forkorte livet mitt.

I tiden mellom denne hendelsen og da jeg forlot Hjortlands kontor for en drøy uke siden, levde jeg i en merkelig, nesten apatisk stemning, et slags psykisk limbo mellom noe som skulle vært glede og noe som udiskutabelt var stor frustrasjon: Allerede før jeg gikk ut av Radiumhospitalet - formelt utskrevet, selv om jeg ennå ikke hadde overnattet der – begynte jeg å ane hva som hadde skjedd mellom de to samtalene jeg hadde hatt med Geir Olav Hjortland. Anelsen hadde fotfeste i den logiske slutningen at det var lite sannsynlig at Hjortland var alene om hva som skulle skje i samtale nummer to. Det ville være naturlig, nærmest selvsagt, at han hadde rapportert om innholdet i vår første samtale til den overlegen som hadde overordnet ansvar for meg. Dette var den fagpersonen jeg hadde trodd jeg skulle møte første gang jeg besøkte sykehuset. Han var for meg fremdeles bare et navn, og, skulle det vise seg, kom til å forbli et navn i min pasientjournal. En person uten ansikt og stemme, men en som jeg likevel tror kom til å ha stor påvirkning på hvordan relasjonen mellom meg og Radiumhospitalet utviklet seg.

Selv om det andre møtet med Hjortland hadde en tilsvarende negativ påvirkning på mitt syn på Radiumhospitalet som det første møtet hadde vært positivt, kom ikke dette på noen måte til å påvirke min avgjørelse eller mitt handlingsmønster i disse dagene. På det ytre plan førte ikke det jeg nå antok var en bevisst strategi fra sykehusets side i slike situasjoner til noen endring. Den kom på det indre plan ved at denne måten å behandle meg på ga meg kraftig fall i psykisk kraft.

I min første samtale hadde jeg brukt alle mine evner til å formidle til sykehuset, via Hjortland, hvor viktig jeg mente det var å møte forståelse for min helt spesielle situasjon og for de valg jeg selv ønsket å ta på egne vegne. Jeg hadde allerede erfart hvor lite som skulle til av uvilje til dialog fra mine potensielle hjelperes side, før jeg kunne registrere sterke tilbakeslag i min helsetilstand.

Når det gjelder pulsdiagnosen, vil jeg gjenta at jeg aldri har gitt Are noen informasjoner om hva som har skjedd mellom behandlingene før etter at han har vurdert energibalansen. Som barn av min samkultur er jeg, som mange av oss som har tilknytning til en form for nybrottsforskning, mer drevet av skeptisk vitenskapelighet enn av behov for å underlegge meg noen andres dogmer og tro – eller mine egne for den saks skyld. De kan like godt være en kamuflert felle å falle i. Det spesielle i mitt tilfelle er nok at jeg har hatt et mer åpent og fornuftsorientert enn dogmebasert forhold til min egen kreftsykdom. Jeg har verken akseptert å bøye meg for andres tro eller spådommer, eller de forestillingene jeg hadde om sykdommen før jeg fikk den selv. En av de endringene diagnosen forårsaket er at jeg på et tidlig tidspunkt valgte å forholde meg fortløpende til hva som faktisk skjer og også selv ta ansvar for hva som skal skje. Legene snakker om sitt ansvar for å opplyse meg om hva som vil skje hvis ikke jeg følger deres råd, men hvem av dem tar noe reelt ansvar hvis det viser seg i mitt tilfelle at det å følge deres råd ble feil, at jeg døde likevel? Da ville de vel fortelle meg på dødsleiet at jeg helt sikkert hadde levd kortere hvis jeg ikke hadde fulgt deres råd.

Den eneste måten å motbevise en slik påstand på er å overleve – ved selv å ta valgene fremover basert på alle faktiske forhold, råd og vurderinger som til enhver tid foreligger.

Hjortland hadde i den første samtalen vist forståelse for mine synspunkter på betydningen av en kreftpasients psykiske miljø, og spesielt i mitt tilfelle: betydningen av å møte forståelse og respekt for hvordan jeg selv velger å motvirke sykdomsutviklingen. I dagene etter at han i vårt neste møte valgte å se fullstendig bort fra denne faktoren, vokste det i min fantasi frem en forestilling av at han måtte ha fått en korreks fra sin overordnede. Noe mer om mine fantasier på dette området er det lite hensiktsmessig å referere, men det hadde i det minste den gode effekten at det ga meg et forståelsesrom. Det føltes bedre å ha en skjult fiende i Hjortlands overordnede enn å få sterke negative følelser for en som jeg i utgangspunktet hadde erfart som oppriktig nysgjerrig og deltagende i forhold til min helt spesielle situasjon.

Den negative erfaringen i seg selv klarte jeg i første omgang ikke å gjøre noe med, og etter en tung uke kom jeg frem til at den manglende forståelsen for pasienter som la frem avvikende synspunkter på sykdommen, og spesielt på behandlingen, må være en alvorlig systemfeil - en uønsket etterdønning av behandlingssystemer for lavt prioriterte pasientgrupper som ble utviklet på et langt tidligere tidspunkt i den moderne medisins historie.

Det hjalp. For første gang erfarte jeg at det å ikke tillegge andre mennesker skyld, å la være å tillegge andre motiver for handlinger som rammer meg, gjenopprettet energibalansen igjen. Denne gangen

behøvde jeg verken Ares pulsdiagnose for å konstatere at den hadde kommet i uorden eller noen behandling for å bringe den i orden igjen.
Det som gjensto, og som ikke var endret, var ensomheten om beslutningen. På grunn av den vendingen dialogen med Hjortland hadde tatt, hadde jeg ikke engang fått formidlet beslutningen til sykehuset. Og den dagen jeg ble utskrevet fra Radiumhospitalet og sendt hjem med beskjed om å ta nye vevsprøver bestemte jeg meg for å utsette alt det kontroversielle når jeg rapporterte til hun som ventet på meg hjemme. Jeg refererte bare det ubestridelige positive faktum: resultatene av siste MR og CT, utskrevet på papir så hun kunne lese latinen selv.

Vi hadde en deilig ettermiddag sammen på fjorden.

oOo

Jeg ventet til i dag (dagen etter Oslo-turen) med å fortelle E. hva jeg nå definitivt hadde bestemt meg for. Den gode nyheten fra dagen før druknet umiddelbart da det gikk opp for henne at jeg kom til å fortsette med å gå rundt med en så stor, og i hennes øyne potensielt livsfarlig svulst, at beslutningen gjorde meg til noe i retning av en selvmordsbomber.

Jeg vet jo at hvis svulsten virkelig detonerer, så vil det gi alvorlige ringvirkninger i mine omgivelser. Dette driver jeg nå og veier opp mot min overbevisning om at den ikke vil komme til å gjøre det. Jeg tror ikke jeg bør påstå at det skyldes en «magefølelse», men er nok resultat av adskillig for og imot tenkning og nærmere en kald beregning: Regnskapet er gjort opp med konklusjonen at det er større selvmordsrisiko forbundet med å ta valget å gjennomføre den foreslåtte behandlingen.

Jeg skrev «kald beregning», ikke «iskald» som E. antakelig ville ha betegnet det som. Årsaken til det er at hun ikke var kjent med et forhold som Wenche Gustafson hadde innviet meg i – en minst like godt bevart hemmelighet som at det å ta biopsier kan medføre spredningsfare. At jeg hadde tiet om dette skyldes at det ikke var noen god nyhet – dersom jeg på et tidspunkt valgte operasjon. Dette var en så dårlig nyhet at selv om ikke jeg hadde fått effektiv behandling av Are Thoresen hadde jeg tenkt meg om mer enn to ganger før jeg hadde valgt operasjon.

Onkolog Gustafsons hensikt med å fortell meg dette har trolig vært den motsatte av de andre involverte legenes intensjoner, nemlig å gi meg så godt faglig grunnlag som mulig for mine avgjørelser angående behandling. Jeg ser ikke bort fra at hun ikke hadde fortalt det dersom hun ikke på nært hold hadde kunnet observere effekten av mitt behandlingsalternativ, det som gjorde «vente og se» til et logisk valg.

Hun fortalte at når svulster oppnår en viss størrelse, fra ca. en centimeters lengde, er det sannsynlig at den begynner å avgi *metastaser*, mindre ansamling av celler som i enkelte tilfeller vokser videre og befester seg andre steder i kroppen. Svulster fra 3 centimeter har med stor sannsynlighet avgitt metastaser. Min er fem centimeter uten at dette har skjedd – da med forbehold om at det likevel kan ha skjedd og at Ares behandling har oppløst dem før de første bildene ble tatt. Det som imidlertid er viktig her er ikke hvorfor jeg ikke har metastaser, men hva dette unntaket fra hovedregelen som finner sted for et mindre antall store svulster, kan bety for sykdomsutviklingen og pasienten. Igjen ifølge Gustafson og hennes referanse til forskning som lenge har vært kjent for onkologer og mange leger, skyldes ikke dette at modersvulsten ikke avgir metastaser, men at enkelte modersvulster også avgir et stoff i blodbanen som hemmer utviklingen av de metastasene den selv produserer. Moderen tar på denne måten livet av sine egne barn.

Da Gustafson hadde beskrevet dette fenomenet glapp det ut av meg at det lignet på russisk rulett å fjerne en slik svulst i og med at det kunne resultere i at den da sluttet å fjerne metastaser den allerede hadde sluppet fra seg ut i blodet. Gustafson parerte med å vise til bruk av cellegift som skulle ta seg av metastasene. Min nyervervede kunnskap om forskningen på cellegifter og denne medisinens begrensede effekt medførte at jeg opprettholdt begrepet russisk rulett for meg selv, men nevnte det ikke flere ganger for Gustafson eller andre leger.

Kirurg Geir Haarberg, han som tok den første biopsien og som jeg hadde hatt en grei dialog med, hadde begynt ferie. Biopsien ble derfor utført av den kirurgen jeg ikke hadde hatt noen heldig begynnelse med. Det sosiale gikk bedre gangen, vi anstrengte oss begge to, og selv om vi ikke kom inn på noen kontroversielle temaer, fikk jeg en følelse av at det nå var mer respekt for meg og mitt enn det hadde vært første gang. Det ble til og med plass til litt galgenhumor i forhold til den lite flatterende stillingen han plasserte meg i. Det å bli tatt biopsi av der jeg har kreftsvulsten, er verken hyggelig og skrive om eller noe interessant å lese om, så jeg skal begrense meg til å fortelle om det som skjedde om natten etter at jeg var kommet hjem. Dette er det heller ikke noe interessant å lese om eller hyggelig å skrive om, men det hører med i totalbildet og er en bekreftelse på at det denne gangen ble tatt flere vevsprøver dypt inne i svulsten, noe kirurgen da også bekreftet med stor selvsikkerhet da han hadde gjort seg ferdig.

Jeg var hjemme alene denne natten, noe som ikke gjorde det enklere for meg da jeg etter å ha sovnet på sofaen våknet igjen av trykket fra en indre styrtblødning fra der vevsprøvene var tatt. De opprinnelige dagboknotatene om dette har jeg ikke tatt med her, av hensyn til dem som skal lese dette, men essensen i notatene er at jeg etter andre tømming forsto at dette var så mye at da jeg en ny halvtime senere måtte tømme meg igjen, hadde jeg funnet en måte å måle det som kom ut på, ganget med tre og kom til at jeg allerede måtte ha mistet minst en liter blod.

     Jeg mente å huske at en voksen mann har fire og en halv liter blod og etter enda en tømming var det et enkelt å regne seg frem til at hvis dette fortsatte i omtrent samme tempo, ville det ikke være mye igjen inne i hjertet og blodårene ved daggry. Jeg tok med telefonen bort på sofaen og tenkte skal/skal ikke ringe 113 å bestille sykebil tilbake til sykehuset. Selv om denne dagboken kan tyde på noe annet så er jeg normalt, og spesielt når jeg er på egen hånd, lege- og sykehusvegrer, så jeg må ha ligget og akkedert med meg selv helt til jeg enten sovnet eller besvimte. På underlig vis – mirakuløst, vil jeg påstå, våknet jeg igjen, i fullt dagslys, noe som må bety at blødningen har stanset omtrent samtidig med at jeg sovnet, slik at jeg verken våknet av å skulle mer på do, eller, slik jeg hadde fryktet, ikke våknet i det hele tatt fordi resten av blodet hadde rent ut mens jeg var bevisstløs.

15. Anekdotiske helbredelser og naturlig kreftbehandling

Jeg oppdaget ingen tilfeller av kreft, så om det fantes, må det ha vært meget sjeldent.

Albert Schweizer om helse-
tilstanden i Gabon i 1913

Som en av de få som hadde passert middagshøyden før jeg opplevde kreftsykdom i min nærmeste familie eller vennekrets, hadde jeg heller ikke tilegnet meg mer kunnskap på dette feltet enn det som naturlig hadde tilflytt meg gjennom media. Jeg hadde kommet til et punkt i mine sporadiske undersøkelser omkring kreftsykdommene hvor det ikke lenger holdt med generelle betraktninger eller filosofiske refleksjoner. Spesielt når det gjaldt et av feltene som berørte denne bokens hovedtema – bakgrunnen for de gjennomgående sterke motsetningene mellom autoriserte og alternative synspunkter – innså jeg at mine kunnskaper ikke strakk til.

Mitt utgangspunkt har vært hva jeg også tror er den gjengse oppfatningen, nemlig at kreft er en dødelig sykdom, men at det i min levetid, godt over et halvt århundre, så langt har vært store forbedringer i forståelse og behandling av sykdommen. Det finnes også noen få alternative synspunkter som kan synes å ha noe for seg. Dette gjelder spesielt det jeg oppfatter som kjernen i *naturmedisinen* – det som handler om hva vi konsumerer, og hva dette inneholder av pluss- og minusfaktorer i denne sammenhengen.

Med det samme jeg har skrevet dette, stusser jeg over at spørsmålet om hva vi tar inn i organismen, fremstår som et alternativt synspunkt til autorisert kreftforskning. At næringsmidler, og for den saks skyld også livsstil, ikke er et sentralt element i autorisert kreftbehandling, blir mer og mer underlig jo mer jeg leser om forskning på dette området. Det er altså ikke bare autorisert og alternativ medisin som oppfører seg som rivaler, men den samme uhensiktsmessige konkurransen foregår også mellom to grener av naturvitenskapen: næringsmiddelforskningen og forskningen knyttet til bekjempelsen av symptomene.

Den neste og virkelig store overraskelsen jeg fikk, er at det på langt nær har vært den fremgangen i behandlingen av kreftsykdommene jeg i utgangspunktet hadde trodd. Denne overraskelsen, sammen med de såkalt *anekdotiske helbredelsene,* tidligere beskrevet som helbredelser det ikke finnes noen medisinsk forklaring på – ledet meg til den første virkelige aha-opplevelsen som jeg fikk etter at jeg begynte på dette arbeidet: At det nesten uten unntak er forsket på det som går galt i kroppen ved kreftsykdom, istedenfor på hvordan en frisk kropp motvirker sykdommen i dens første faser. Dette resulterte i kapitlet "Gåten og løsningen", som følgende bearbeidede avsnitt er klippet fra:

> «Det er nemlig aldri blitt forsket på andre pasienter enn dem som har fått den behandlingen som til enhver tid har vært ansett som den mest effektive, og som består i forskjellige former for fjerning av symptomene – enten ved kirurgi, cellegift, bestråling eller forskjellige kombinasjoner av disse metodene. Av en kombinasjon av etiske årsaker og lite eller ingen kunnskap om kreftens dynamikk, og dermed heller ingen kunnskap om dens forutsigbarhet, har man ikke kunnet anbefale pasientene å ta risikoen ved å beholde symptomene gjennom et forskningsprosjekt. Dette har forhindret forskerne fra å få kunnskap om det som skjer i kreftcellene, svulstene og kroppen for øvrig hos pasienter hvor veksten i svulstene enten hemmes, stanser opp eller blir mindre og kanskje helt forsvinner gjennom selvhelbredelse.»

En mulig konsekvens av at det ikke er forsket på krefttilfeller hvor sykdommen har gått tilbake av seg selv, er at en slik utvikling har vært regnet for å være ekstremt sjelden (anekdotisk), ja også uforklarlig og nærmest naturstridig. Derav den uvitenskapelige samlebetegnelsen som kreftforskerne og -legene har gitt denne formen for helbredelse.

Jo mer jeg tenkte over dette, desto merkeligere ble dette fenomenet. Jeg kom til at det *må* ha eksistert autoriserte kreftforskere som har vært nysgjerrige på hvordan slike naturlige helbredelser skjer. Noe annet anser jeg som nærmest naturstridig og uforenlig med "forskernaturen". Og jeg kom til at med samme nødvendighet *må* noe ha hindret dem i å formidle det deres nysgjerrighet har ført til av nye oppdagelser eller hypoteser.

Til slutt fant jeg frem til en tysk forsker, Lothar Hirnreise, som i mange år har samlet kunnskap om de såkalte anekdotiske helbredelsene. Han befinner seg halvveis innenfor autorisert medisin gjennom sin medisinske skolering og praksis, og halvveis utenfor fordi han fant sitt forskningsmateriale hovedsakelig via studiet av alternative terapier.

Gjennom Hirnreises forskning fikk jeg endelig en godt dokumentert bekreftelse av min anelse om at helbredelser som skjer utenfor sykehusenes kreftavdelinger, verken er spesielt sjeldne eller naturstridige. Min konklusjon ble da at de fleste uforklarlige helbredelsene ikke hadde forblitt uforklarlige særlig lenge dersom det hadde vært en målsetning å gi dem en naturvitenskapelig forklaring, slik Hirnreise arbeider for.

Lesningen av Hirnreise kombinert med min nylig ervervede kunnskap om at kreftforskningen i generasjoner har utgjort eksistensgrunnlaget for en gjennomkommersialisert industri, begynte det å danne seg et svar på spørsmålet om hvorfor dette ikke har vært en målsetning. Jeg vil tro Hirnreise selv hadde formulert svaret omtrent på følgende måte:

- Det er bare spørsmål om hva de som betaler for forskningen, vil du skal finne eller *forske frem:* kjemikalier som forlenger forløpet av kreftsykdommens avslutning, eller naturlige forsvarsstrategier mot å bli syk eller som stanser sykdommen.

Før denne bedrøvelige konklusjonen førte til en endelig bestemmelse om mitt eget ståsted, stadig mer innklemt som jeg var mellom alternativ og autorisert medisin, leste jeg en artikkel om en norsk kreftforsker som hadde et sterkt fokus rettet mot nettopp det faktum at naturen selv kanskje er den beste, *og egentlig kanskje eneste* helbreder av kreftsykdommer.

Til forskjell fra oppfatningen av naturlige helbredelser som svært sjeldne unntak, et syn som så langt har vært et dogme innenfor autorisert kreftforskning, har kreftforsker Jan Mæhlen, professor 2 ved Patologisk-anatomisk institutt, Ullevål Universitetssykehus, i Dagbladets Magasin 27.2.2010 gitt offentligheten et helt annet bilde av kreftsykdommene enn hva man får når man først og fremst fokuserer på sykdommens senstadier, det vil si når den har nådd et stadium som i de fleste tilfellene fører til dødelig utgang:

Analyser tyder på at to av tre svulster som oppdages ved røntgen, ville blitt borte av seg selv.

Jeg hadde nå fått en overraskende bekreftelse fra en anerkjent kreftforsker på at nyere kreftforskning er i ferd med å komme på sporet av *det som går riktig for seg i kroppen*, det som utgjorde grunnlaget for Thoresens jakt etter løsningen på kreftens gåte for tretti år siden, og som hans behandlingsmetode tar utgangspunkt i.

Dette utsagnet førte til at jeg et halvår senere tok kontakt med Mæhlen for å forsikre meg om at Dagbladet hadde sitert ham korrekt. Da jeg viste til den oppfatningen jeg trodde var enerådende, nemlig det motsatte synet av det Mæhlen gir uttrykk for, svarte han at dette ikke er tuftet på forskning, men bare på antakelser og tro. Det finnes ingen eldre forskning omkring dette. Tvert imot viser all ny forskning at kreft kommer og går, og som hovedregel *uten at den blir oppdaget*.
  Med andre ord er de såkalte anekdotiske helbredelsene den oftest forekommende utgangen på en kreftsykdom.

Naturligvis er det "noe" som forårsaker helbredelsen, men dette "noe" er altså prosesser i vår organisme som i *det stille* – stille og ubemerket inntil unge kreftforskere nylig har blitt klar over det – overvinner sykdommen.
  Før denne dato hadde jeg bare hørt én forsker utvetydig uttrykke at et flertall av kreftsvulstene forsvant ved selvhelbredelse. Mæhlen bekreftet da også at denne oppfatningen representerer et generasjonsskifte innenfor kreftforskningen. Her er det ikke snakk om bare en endring av tidligere syn, for dersom disse nye forskningsresultatene blir allment anerkjent, vil dette nærmest over natten medføre en dominoeffekt ved at en rekke "brikker" faller – innenfor forskning og behandling som i dag støtter seg på dogmet om at kreftsykdommene er irreversible.
  Jeg kunne fortelle Mæhlen at jeg gikk ut fra at jeg også i yngre år hadde vært rammet av tykktarmkreft, og at sykdommen hadde trukket seg tilbake uten annen årsak enn at jeg sluttet å røyke.[20] At jeg kom til denne konklusjonen, selv om min daværende fastlege avviste dette som en slags fobi for kreft, skyldtes en erkjennelse som den

gangen fremsto som innlysende: Jeg har aldri forstått at medisinere og spesielt de som arbeider med kreftstatistikk, ikke hadde sett det jeg så, nemlig at det ikke var en eksplosiv økning i antall krefttilfeller, men at forbedrede metoder for diagnostikk sammen med en stigende kollektiv frykt gjorde at mindre svulster nødvendigvis ble oppdaget lenge før de nådde *et stadium av sykdommen* som med større rett kunne betegnes som irreversibelt.

Da kreftstatistikken begynte, fantes det ingen tilbud om diagnose før sykdommen hadde utviklet seg til et fremskredet stadium. Av en eller annen årsak antok man derfor dogmet om at det i befolkningen er like mange tidlige som fremskredne krefttilfeller – som altså ville ha betydd at kreftsykdommene er irreversible. Ettersom forbedrede diagnostiske metoder avdekket svulster på et stadig tidligere stadium av sykdommen, lenge før svulstene ble merkbare, slik at behandlingen kunne startes tilsvarende tidligere, skulle man ha observert en tilsvarende nedgang i diagnostiseringen og behandlingen av fremskreden kreft – dersom sykdommen er irreversibel. Statistikkene fra midten av forrige århundre og fremover, der forbedringene i diagnostikk var størst, viser imidlertid at noen tilsvarende nedgang av fremskreden kreft som skulle ha skjedd samtidig eller parallelt med den store økningen i antall tidlig behandlede ikke skjedde. Den eneste logiske forklaringen på dette forholdet er at *antallet tidlig utviklede krefttilfeller i befolkningen er så mye høyere enn de som utvikler seg videre til fremskreden kreft. For et betydelig antall av de tidlig behandlede ville sykdommen trukket seg tilbake igjen – uten behandling,* slik Jan Mæhlen bekrefter nå er oppdaget gjennom sin og andres forskning.

At et antall *mindre* kreftsvulster skrumper igjen og blir borte uten noen kjent årsak, kan jo fortsatt betegnes som anekdotiske helbredelser i og med at medisinsk vitenskap ennå ikke vet hvorfor. *Antallet tidlig utviklede krefttilfeller er mye høyere i befolkningen enn fremskreden kreft*, men fordi jeg vil påstå at *selvhelbredelse* eller *naturlig helbredelse* er mer treffende enn *anekdotisk*. At det forholder seg slik og det faktum at naturvitenskapelig forskning (ifølge Mæhlen), Thoresen (som med dette utgangspunktet har oppnådd helt usedvanlige kliniske resultater) og jeg hver på vår måte har kommet frem til samme resultat, burde etter mitt syn inspirere autorisert kreftforskning til å prioritere dette forskningsfeltet.

Mæhlens presentasjon av de nyere forskningsresultatene gir oss to nye alternativer til dette dogmet.

- Enten er naturens egen *selvhelbredelse* omtrent like effektiv som sykehusbehandling, eller
- selvhelbredelse er den vesentlige årsaken til all helbredelse, også der hvor pasienten gjennomgår sykehusbehandling.[21]

Av dette er det naturlig å slutte at det er den mangelfulle eller manglende kunnskapen om kreftsykdommenes "naturlige forløp" – det vil si når den er upåvirket av behandling – som har vært med på å opprettholde den allmenne forestillingen om at det utelukkende er autorisert sykehusbehandling og ingenting annet som kan endre sykdommens uavvendelige forløp mot døden. Dette er en så skremmende forestilling at det så langt bare er fire av Thoresens flere hundre kreftpasienter gjennom tretti år som har våget å stole på den umiddelbare bedringen hans behandling har gitt, og ikke "for sikkerhets skyld" også har gjennomgått en sykehusbehandling.

Slik jeg umiddelbart ser dette, har kreftbehandlerne gjennom hele den moderne medisinske historie tatt all æren for noe som like mye eller kanskje fullt og helt er naturens verk, det vil si at ingen kreftsykdom helbredes uten at selvhelbredelsen bidrar eller på en eller annen måte stimuleres til å bidra. Dette hadde for så vidt ikke vært særlig bekymringsfullt hvis det ikke hadde vært en alvorlig "bivirkning" forbundet med slike forestillinger. Denne bivirkningen rammer med full tyngde de gruppene av kreftpasienter hvor behandlingen ikke har hatt den ønskede effekt. De får vite at fordi behandlingen ikke virker, vil de komme til å dø, en beskjed som i seg selv kan være dødbringende. Den psykiske påvirkningen på sykdomsforløp er elementær kunnskap for leger som ikke bare er fortrolige med placeboeffektens helbredende virkning, men også med dens motstykke, negativ tro eller *nocebo*,[22] og hvilke helseplager denne psykiske tilstanden kan forårsake. Et ofte benyttet eksempel på nocebo er historien, sann eller usann, om ham som ble bitt av en ufarlig slange, men forvekslet den med en art han visste var dødelig, og døde.

For kreftpasienter kan både møtet med diagnosen og de påfølgende forestillingene knyttet til fremtidig lidelse og død være en like ødeleggende faktor som de fysiske symptomene. Det er ingen enkel oppgave å snu den noceboeffekten som har satt seg etter flere generasjoners fordommer om kreft.

Mæhlens referanser til nyere forskning omkring kreftsykdommenes dynamikk – deres vekst og tilbaketrekning – er et avgjørende første skritt i retning av å utforske strategier for å hjelpe naturen med selv å fjerne sykdommen. Et av resultatene kan bli at nocebo erstattes av placebo. Dette gir oss både muligheter og ansvar, ikke minst ved de endringene vi kan gjøre i våre liv for å hjelpe et overmannet immunforsvar med å gjenerobre sin opprinnelige styrke.

Mye takket være kunnskapen om forskningen til Mæhlens og hans forskningskollegas, dr.med. Per-Henrik Zahl, seniorstatistiker ved Norsk Folkehelseinstitutt, fremstår nå naturlig kreftbehandling i mine øyne som et fullverdig vitenskapsbasert alternativ. Deres forskning innebærer en helt ny forståelse av kreft som en sykdom der de *potensielt farlige* symptomene i cirka to tredjedeler av tilfellene retarderer helt uavhengig av behandlingen. Jeg skriver "potensielt farlige" fordi det bare er i den grad celleforandringene eller svulstene *ikke retarderer før de skader annet kroppsvev eller organer*, at kreftsymptomene er en reell fare for vår helse eller velferd.

For meg opplevdes dette som å ha oppdaget en gullåre med nærmest grenseløse muligheter. At naturlige prosesser er overlegne de unaturlige fremsto nå som enda mer selvsagt enn da jeg oppdaget at dette faktum er essensen i Thoresens behandlingsmetode, og jeg var definitivt kommet til den konklusjon at avdekking av naturens eget forsvar mot kreft er der en burde sette inn forskningsressursene.

Jeg har valgt ikke å gå dypt inn i studiet av alternative behandlingsmetoder, da jeg ved ulike undersøkelser ikke har funnet noen overbevisende dokumentasjon på at det finnes en metode som gir større effekt enn hva naturen selv klarer – vel og merke bortsett fra behandlinger knyttet til ernæring og livsstil, noe jeg fant desto mer interessant og troverdig. Ernæring og livsstil handler da også i høyeste grad om naturen og det den i utgangspunktet selv klarer, men som vi i enkelte sammenhenger bevisst må foredle for å oppnå den ønskede effekten.

Og: Gi avkall på den maten vi har «foredlet» i en slik grad at det ikke lenger er snakk om reell foredling men fordervelse.

Jan Mæhlen og Per-Henrik Zahls forskning er hovedsakelig kjent gjennom deres bidrag til å belyse alle sider ved tidlig diagnostisering av kreft, spesielt knyttet til brystkreft og det utvidede tilbudet om mammografi-screening til alle kvinner over 50 år. Dette er nærmere beskrevet i kommentarbokens kapittel med samme navn.

oOo

Det som med hensyn til kosthold og livsstil sterkest har vist seg å innvirke på kreftsykdom, er det vi tar til oss direkte fra vår fysiske eksistens urkilde – fra solen. På samme måte som fotosyntesen i planteriket, forutsetningen for en bevokst klode, danner sollyset de livgivende egenskapene i vårt blod som vi så langt kjenner under den instrumentelle betegnelsen D-vitaminet. Forskningen på medisinske effekter av sollyset ledes fra norsk side av professor Johan Moan, professor i fysikk på Universitetet i Oslo og leder for avdelingen for strålingsbiologi ved Radiumhospitalet. Med sin gruppe av forskere er han en sentral deltaker i et imponerende internasjonalt forskningsnettverk.[23] Ved å sette meg inn i denne forskningens "skjebne" og hvilke konsekvenser den *ikke* har fått, forsto jeg for alvor hvor vanskelig det er å rette forskningen inn mot enkle, naturlige og rimelig løsninger når det gjelder kreftproblematikken.

De to kjente ytre faktorene som påvirker hyppigheten av kreft i et globalt perspektiv, er klimaforhold og livsstil. I 2007 publiserte Rikshospitalet en sammenfatning av studier som var korrigert for andre variabler – kulturelle forhold, kosthold, levemåte og så videre – som i denne type studier kunne innvirke på resultatene på en måte som gjorde dem mer eller mindre verdiløse. Denne sammenfatningen viste signifikant synkende krefthyppighet ved lavere breddegrader. På NRK radio fortalte Moan året etter at statistiske beregninger viser at optimalisering av klimafaktoren (naturlig D-vitamin ved soleksponering av huden) for den norske befolkningen vil redusere antall dødsfall som skyldes kreft med så mye som 10 tilfeller daglig. Over en tiårsperiode tilsvarer dette hele befolkningen i en middels stor norsk by. Denne nye kunnskapen vil nærmest over natten revolusjonere kreftproblemet ved å funn av en enkel, effektiv forebyggende og helbredende – hvis helsemyndighetene vil videreforedle denne kunnskapen til praksis.

Den andre ytre faktoren som gir betydelige variasjoner i forekomst og helbredelse av kreft, kultur- og livsstilsfaktoren, er enklest å analysere gjennom det vi spiser og drikker. Det har vært forsket på dette feltet i mer enn 100 år, og de som i nyere tid har samordnet denne forskningen, har kunnet forholde seg til nærmere 10 000 studier.[24] Tilnærmet alle disse studiene konkluderer med at ett eller flere undersøkte næringsmidler enten er spesielt gunstig eller ugunstig med henblikk på å forebygge og i noen tilfeller også til å snu utviklingen av kreftsykdommene.

Ernærings- og livsstils-temaene er mange og omfattende. Jeg skal her kort referere en enkelt studie av ett av de mange såkalte kosttilskuddene (mineraler, vitaminer, sporstoffer, antioksidanter med flere), hvor det konkluderes med en signifikant forebyggende og/eller helbredende effekt på kreftsykdommer. Dette er til gjengjeld den mest omfattende og potensielt revolusjonerende studien blant de 10 000 undersøkelsene. Studien gjelder syntetisk fremstilt D-vitamin (solvitaminet). I tillegg til vegetabilske omega-3 fettsyrer, spesielt fra linfrø, er D-vitaminet de to kosttilskuddene jeg gjennom mine begrensede undersøkelser har kommet frem til har størst effekt.

Den første omfattende studien av sammenhengen mellom D-vitamininnholdet i blodet og kreft ble gjennomført ved Creighton University i Nebraska, USA. 1179 friske, postmenstruelle kvinner i Nebraska, USA, deltok i et forsøk som strakk seg over fire år. Kvinnene ble delt i tre grupper.

Den ene gruppen fikk kalsium (1400–1500 mg/dag), den andre fikk samme dose kalsium pluss 1100 IU vitamin D3, mens siste gruppe fikk placebo. I den gruppen som fikk kombinasjonen kalsium/D-vitamin ble forekomsten av kreft redusert med 60 % (sic!). Da studien ble justert for tidligere udiagnostisert kreft,[25] ble resultatet en reell bedring i forekomsten av brystkreft på 77 % (sic!).

Studien ble publisert i juni 2007. Den ble referert i Aftenposten kort tid etter[26] og positivt kommentert både av Radiumhospitalet ved Moan og Kreftforeningen ved avdelingsdirektør Ole Alexander Opdalshei. NRK P2 har etter dette fulgt den opp med rapporter i forskningsprogrammet "Verdt å vite" (senere omdøpt til "Ekko"). Senere har imidlertid den revolusjonerende effekten av klima-, sol- og vitamin-medisinen mot kreft falt ut av mediafokuset og er forblitt en slags medisinsk hemmelighet. D-vitaminet *har ennå ikke – over fem år etter at den krefthemmende effekten etter alle medisinforskningens regler ble vitenskapelig bevist – blitt et anbefalt supplement til den tradisjonelle kreftbehandlingen.*

Noen – med stor "medisinsk" makt – mener tydeligvis at vi nordmenn fortsatt, i et ukjent antall år, bør gå glipp av en forebyggende effekt av naturlig, gratis (i sommerhalvåret) eller rimelig (i vinterhalvåret: solarium, sydenreiser) solvitamintilskudd som hadde

forhindret muligens så mange som 70 % av de krefttilfellene som kontinuerlig rammer vår befolkning.
Hvorfor?

Et av indisiene på tregheten i absorpsjon av ny, viktig kunnskap er meg selv: Da jeg begynte å arbeide med dette bokprosjektet, to og et halvt år etter publiseringen av Nebraska-undersøkelsen, visste jeg ingenting om dette. Jeg trodde da at all form for UV-bestråling av huden var kreftfarlig. Det jeg fremdeles derimot trodde på, eller mente å ha en diffus forståelse av, var at utviklingen av stadig nye kjemiske kreftmediciner hadde forbedret kreftpasientenes situasjon betydelig, en oppfatning jeg mente jeg delte med flertallet i befolkningen.

Ved å forhåndsberegne effekten av den *naturlige kreftbehandlingen* vi kan få ved en optimalisering av blodets innhold av "solvitaminet", har forskningen vist følgende:

- Daglig tilførsel av 1100 iu (*international enhet*) av D-vitamin har i storskalaforsøk vist at det reduserer forekomsten av kreft hos amerikanske kvinner over 55 år med minst 60 % (77 % ved statistisk korreksjon for kvinner som gikk inn i undersøkelsen med en ikke-diagnostisert kreftsvulst).
- Statistiske beregninger, utarbeidet av Moans internasjonale forskningsnettverk, viser at optimal tilførsel av naturlig D-vitamin gjennom eksponering av huden ved soling (*ikke solbrenning!*) vil kunne redusere antall kreftdødsfall årlig i Norge med cirka 3000 personer eller 30 %.
- Statistiske beregninger, publisert i Aftenpostens A-Magasin 17.4.2009,[27] viser at cellegiftbehandling har en positiv effekt på muligheten for overlevelse i fem år - noe som ikke betyr endelig overlevelse av sykdommen. Forbedringen i levetid etter fem år er heller ikke større enn 2,1 % i Australia og 2,3 % i USA. Ingen signifikant helbredende effekt ble påvist i denne største undersøkelsen som noensinne er gjennomført av virkningen av cellegift.

D-vitamin og cellegift er med andre ord to forskjellige dimensjoner av kreftbehandling. I tillegg har vi også den forebyggende effekten av D-vitaminet, som Radiumhospitalets Johan Moan har orientert om blant annet i vitenskapelige artikler og i media. Dersom vi slår de statistiske forhåndsberegningene for forebyggende effekt (77 % – Creighton, justert for dem som allerede hadde kreft ved oppstart av studien) og den helbredende effekten (30 % av de resterende 23 % – referert av Radiumhospitalet fra det internasjonale forskningsnettverkets samlede rapport), vil vi med et enkelt regnestykke komme frem til at optimal bruk av D-vitamin i forebyggelse og behandling *vil redusere antall kreftdødsfall i Norge med cirka 85 %*. Disse tallene viser en relevant sammenligning med C-vitaminets virkning på skjørbuk. Her ser vi at kreft i realiteten er nærmere å være en "mangelsykdom" som kan forebygges, enn en tilnærmet uhelbredelig sykdom som bare i enkelte tilfeller kan helbredes ved kraftige angrep på sykdomssymptomene.

oOo

I forbindelse med en kort gjennomgang av den tidligere nevnte tyske forskeren Hirnreises arbeid vender jeg tilbake til de diffuse fenomenene *spontane* eller *anekdotiske helbredelser*, og konstaterer at de er langt flere enn de fleste har trodd, både fordi det ikke er kjent medisinsk forskning på dette feltet, og fordi bare et fåtall av dem som opplever dette, går til media med sin mirakelhistorie eller bidrar på annen måte til at den blir kjent.

Det sannsynlig overraskende høye antallet anekdotiske helbredelser gjorde det imidlertid enda vanskeligere for meg å forstå at de utgjør en fullstendig blindsone innenfor autorisert kreftforskning. Et vesentlig bidrag til at jeg kom til slutningen at antall anekdotiske helbredelser er mye høyere enn de fleste har regnet med, skyldes at jeg ble oppmerksom på at det faktisk finnes forskning omkring anekdotiske helbredelser.

Lothar Hirnreise har faglig bakgrunn som sykepleier og psykoterapeut. Dessuten har han bak seg et delvis gjennomført medisinsk studium, men uten eksamen på grunn av en tidlig kommersiell karriere som han valgte fremfor legeyrket. Han startet sitt forskningsprosjekt etter at en venn fikk kreft og ba ham om hjelp til å orientere seg i det lite kartlagte landskapet av forskjellige behandlingsformer. Hirnreise hadde da solgt sin bedrift, hadde god økonomi og god tid. I flere år intervjuet han alle han klarte å oppspore av terminale pasienter som hadde overlevd dødsdommen fra kreftsykehusene ved å oppsøke annen form for behandling. Deretter undersøkte han alle de terapiformene han på denne måten kom på sporet av. Dette førte ham ut på mange reiser, hvor han kom i kontakt med mange forskjellige kulturer og behandlingsmetoder.

På bakgrunn av de etter hvert over seks hundre intervjuene med mennesker som var blitt friske gjennom alternative behandlingsformer, etablerte han en oversikt med beskrivelser av mer enn hundre forskjellige kreftterapier fra alle verdensdeler. Materialet har han samlet i to omfangsrike bøker. Et resymé av innholdet og hans konklusjoner finnes lett tilgjengelig gjennom søk på nettet. Disse kan være et første springbrett for kreftforskere eller andre interesserte som ønsker å tilegne seg et bredere syn på kreftbehandling.

At mye tyder på at slike terapiformer har høyest antall helbredelser der sykehusene har færrest, gjør en slik tilnærming og brobygging til noe nær en nødvendighet.

Det Hirnreise påviser som felles for nesten alle disse veiene mot helbredelse er at de styrker menneskets evne til selvhelbredelse. Videre tar de, direkte eller indirekte, utgangspunkt i hva mennesket alene eller sammen med ulike elementer (krefter, stoffer) i våre naturlige omgivelser kan bidra med.

Et første konkret resultat av Hirnreises arbeider er opprettelsen av en klinikk i Stuttgart, basert på de terapiene han har kommet frem til som har størst effekt. Den terapien jeg spesielt vil nevne, er en diett utviklet av Johanna Budwig (1908–2003, tysk biokjemiker), som blant annet oppdaget omega3-fettsyrens store helsemessige betydning allerede i midten av forrige århundre, noe som ble "gjenoppdaget" av andre forskere et par tiår senere. Ved å studere hennes arbeider får vi et litt annet bilde av betydningen av de avanserte og spesialiserte fettsyrene som markedsføres som naturpreparater og legemidler i dag. Budwig konstaterte nemlig at vi er best tjent med å innta den grunnleggende og livsnødvendige omega3-fettsyren fra planter (linfrø, hamp med flere), fordi kroppen selv i de fleste tilfellene omdanner denne fettsyren til den eller de mer kompliserte variantene av fettsyrer *dersom vi behøver den (dem)* slik at vi ikke risikerer å kjøpe et kostbart produkt som ikke er det kroppen har mest bruk for.

Budwig var flere ganger nominert til nobelprisen i kjemi og står altså trygt plassert innenfor tradisjonell naturvitenskapelig forskning. På grunn av hennes initiativer til radikale endringer i kreftbehandlingen på tyske sykehus møtte hun mye motstand. I og med at autorisert medisin ikke den gang eller senere har lagt stor vekt på sammenhengen mellom ernæring og kreft, eller på næringsstoffenes påvirkning av sykdomsforløpet, kom Budwigs kreftforskning verken da eller på senere tidspunkt i betraktning.

Det er lett å se Budwigs forskning som en farlig utfordrer til medisinmonopolet. Essensielle fettsyrer (det vil si livsnødvendige fettsyrer som kroppen ikke selv kan lage) er ikke patenterbare og vil ikke kunne pakkes inn i noen kostbar medisin. Hvis de er så effektive som Budwigs resultater tyder på, vil hennes diett basert på en kombinasjon av nevnte fettsyrer og melkeproteiner[28] fjerne en betydelig del av markedet for kreftmedisinene, nemlig pasientene.

Budwigs oppdagelser er spesielt interessante sett i sammenheng med Radiumhospitalets forskning omkring det fettløselige D-vitaminet og Manzetti/Thoresens observasjoner av kreftbehandlingens (akupunkturbehandlingen) regulerende innvirkning på blodets fettstoffer. Foreløpig har Manzetti bare målt mengdene av fettstoffer, men Budwigs forskning gjør det aktuelt også å måle forskjellene i balansen mellom de forskjellige triglyseridene (fettsyrer) og kolesterol (fettstoff: HDL- og LDL-kolesterol).

Det mest interessante for kreftpasientene er den betydningen Budwigs ernæringsråd fra 1950-tallet er påvist å ha for de terminale pasientene – blant annet for dem som nå oppsøker klinikken i Buocher Høh, Stuttgart i et siste håp om å redde livet. Uten å ha gått i dybden med hensyn til å verifisere de kliniske journalene, vil jeg likevel referere en studie av 68 terminale pasienter som er gjennomført på denne klinikken og som konkluderer med en overlevelsesgrad på 25 %. Tilsvarende tall for denne pasientgruppen innenfor offentlige sykehus er null eller i beste fall en hundrededels promille.

Her er vi også fremme ved et av de eksemplene som har medført at jeg ikke lenger vurderer de anekdotiske helbredelsene som mirakuløse eller så sjeldne at de ikke har noen vitenskapelig interesse. Jeg er klar over at tallene fra klinikken i Buocher Høhe ikke er noe vitenskapelig bevis. Likevel, eller nettopp derfor, vil jeg utfordre Radiumhospitalet ved Johan Moan, som sannsynligvis har god kjennskap til Budwigs arbeider, til å formidle til den norske befolkningen hvorvidt hennes forskning er i overensstemmelse med hans egen og mange andres på D-vitaminet. Hvis det er riktig at man både kan forebygge og helbrede et stort antall krefttilfeller ved en moderat endring av dietten, noe som sannsynligvis ytterligere kan forsterkes gjennom optimalisering av D-vitamininnholdet i blodet, burde den norske befolkningen bli gjort kjent med det så snart som mulig og fra høyest mulige autoriserte kilder.

Akupunktur fremstår for meg som den mest avanserte behandlingsformen innenfor naturlig sykdomsbehandling. I Norge finnes det fremdeles to motstridene synspunkter blant leger om akupunkturbehandling har effekt ut over placebo, men i de siste årene har det vært en positiv utvikling i form av økende bruk av akupunktur på sykehus. Ifølge en ny undersøkelse offentliggjort av NIFAB (Nasjonalt Informasjonssenter for Alternativ Behandling) benyttes akupunktur i 2013 av hvert fjerde norske sykehus, en raskt stigende tendens som indikerer at skeptikerne snart blir nødt til å sette seg bedre inn i denne behandlingsformen – dersom de vil være ajour med utviklingen.

Her er det også på sin plass å minne om den akupunkturbehandlingen på Sykehuset i Vestfold som er referert i kapitlet «Østlige forestillinger ...», og den serbiske kirurgen, Milan Spasojevic, som fortalte meg om at akupunktur i dag er den mest utbredte behandlingsformen på serbiske sykehus.

Som en oppsummering av de siste avsnittende i lys av bokens hovedtema, kan vi fastslå at det i dag finnes en grunnleggende kompetanse på akupunktur som kan medføre at Thoresens behandlingsmetode innen kort tid kan tas i bruk på hvert fjerde norske sykehus. Dersom nye forsøk bekrefter de resultatene som blir formidlet i kommentarbokens appendiks og kapitlet «En evaluering av Are Thoresens forskning», vil det heller ikke være en tidkrevende prosess å utstyre alle sykehus med kreftavdeling med denne kompetansen.

Del IV

Status quo eller en fredelig revolusjon?

17. Hospitalet III

19. juli
Endelig har sykehusene kommet på så stor avstand, både i tid og rom, at det har kommet hele dager der klumpen i magen, det oppsamlede resultatet av forsommerens erfaringer, ikke har gitt livstegn fra seg. Alle menneskene omkring meg er i lett, noen ganger lystig, feriemodus. Vi har flyttet oss fra øst til vest i landet og er en liten flokk med mye felles eller blandet genmateriale.

Slik har vår familie det gjerne hvert år på denne tiden, og mye av det som det av forskjellige årsaker ikke ble tid til av møtepunkter, samtaler og familiemiddager på høst, vinter og vår, utspiller seg nå daglig og nærmest til alle døgnets tider.

Det er ikke ofte en hel ferie får utfolde seg uten at slangen i paradis forårsaker forskjellige former for utdrivelse av den tilstanden mange kan ha blitt fristet til å tro var kommet for å bli - som en forsmak eller en første begynnelse på evigheten. Slik vi ønsker den skal være.

I nyere tid er det ikke uvanlig at slangen melder sin ankomst ved at det ringer i en mobiltelefon. Denne gangen var det min, og da jeg fikk den opp av lommen, så jeg de kjente første sifrene fra Radiumhospitalet. Alle var samlet ute på terrassen, og jeg reiste meg like raskt som om en general hadde kommet skridende rundt hjørnet av hytta og forventet umiddelbar giv akt. Jeg var inne i huset før noen rakk å kommentere hvem det var som ikke engang kunne legge bort telefonen mens vi spiste - for å være i enerom mens jeg mentalt hadde forflyttet meg fra sorgløst feriemodus til venterommet utenfor de små legekontorene på poliklinikken på Radiumhospitalet.

Jeg gjenkjente straks stemmen til Geir Olav Hjortland, en stemme med en klangfarge som fremdeles tiltalte meg, men som jeg var innforstått med kom til å være like forretningsmessig nøytral som den var sist vi snakket sammen. Et misforhold som ikke en gang til skulle få meg ut av fatning. Jeg var utdrevet av Paradis, noe som er fort gjort når en er et menneske - men videre ut, i retning av noe som lignet paradisets motsetning ville jeg ikke la meg forflytte.

- Vi har fått oversendt analysen av de siste biopsiene fra Tønsberg.
- Ååå?
- Dessverre ...

Jeg knuste spontant mitt eget forsett og var på full fart innover mot Dantes inferno.

- ... var disse biopsiene også negative.
- ???

Etter det første sekundets forvirring, hvor jeg må ha sett ut som minst tre spørsmålstegn, husket jeg at prøver som var negative for sykehuset var positive for meg, var jeg var tilbake i paradis og hadde det selvfølgelige overtaket på alt det som befinner seg utenfor paradis - en av de mange attraktive konsekvensene ved å befinne seg innenfor.

- *Dessverre?*

Det ble en pause, og jeg følte forlegenheten trenge gjennom legeautoriteten. Selv om Hjortland på vegne av systemet var betalt for å mene at det var synd at de formelle forutsetningene for å gjennomføre en operasjon ikke lenger var tilstede, er det grenser for hvordan en kan uttrykke seg overfor en pasient som har fått høre at også disse siste vevsprøvene viste at pasienten ikke lenger bærer på en livstruende kreftsvulst.

Det var ikke noe å gjøre med forsnakkelsen. Den lot seg ikke snakke bort, så han valgte å fullføre det profesjonelle resonnementet som lå bak forsnakkelsen.

- Det betyr at vi ikke har det grunnlaget for å gjennomføre en operasjon som vi egentlig skal ha, og må få tatt en ny biopsi.

Jeg forklarte Hjortland hvordan jeg vurderte situasjonen og konkluderte med det jeg mener han burde konkludert overfor meg: at de seks vevsprøvene som nå var tatt burde gi et representativt bilde av kreftsvulstens cellestruktur og at jeg derfor ikke hadde noe ønske om flere slike mildt sagt ubehagelige inngrep. Jeg ville først ha en samtale med hun som nå var min kreftlege etter formelt å ha blitt tilbakeført til

Sykehuset i Tønsberg, slik at jeg fikk mer fagkunnskap bak min beslutning angående operasjon.

Og jeg kunne tilføyd:

- *Hvorfor skal jeg fortsette med å ta slike prøver i håp om til slutt å finne noen farlige celler som bare vil kunne psyke meg ned? I og med at svulsten ikke vokser lenger, vil de uansett bare være en rest fra en tidligere vekstperiode, og de vil ikke være farlige på annen måte enn at de vil skape frykt og feil oppmerksomhet i forhold til det jeg mener sykehuset nå burde rette oppmerksomheten mot: Bygge videre på det som er oppnådd så langt, selv om dette skyldes innsatsen fra en person utenfor det autoriserte helsevesenet.*

Jeg tenkte det, var for fortumlet til å si det, men det glødet i timene etterpå i et brennende ønske om at jeg hadde fått denne opplagte fortsettelsen på vårt samarbeid om å mestre sykdommen ut av kroppen min.

I slike øyeblikk var det en slags terapi i dagbokskrivingen, og nå – når jeg i ettertid bearbeider disse notatene - er det en stor lettelse å tenke seg muligheten av å få formidlet dette synspunktet ut i det store, ytre rommet der alle de befinner seg som en slik ytring kan komme til å angå.

For ikke å mistenkes for å ha unnlatt å ta med vesentlige opplysninger, må jeg også nevne at det snart ble klart for meg at uansett resultatene fra de biopsiene jeg hadde tatt, ville sykehuset at jeg umiddelbart skulle starte med preoperativ strålebehandling. Dette var ikke bare en formodning eller antakelse. Da jeg på et noe senere tidspunkt fastholdt ikke å ville ta flere biopsier av en kreftsvulst som etter alle solemerker og prøveresultater ikke lenger var ondartet og livstruende for meg, uttalte en lege:

«*Bare vi får svulsten på bordet så finner vi nok det vi leter etter*».

Ville de virkelig først gi meg så store strålingsdoser de mener det er forsvarlig å gi av hensyn til strålingens *kreftfremkallende egenskaper*, deretter foreta en såkalt rektumamputasjon med utlagt tarm – for deretter å legge svulsten på bordet for å finne ut om dette hadde vært et bomskudd eller ikke?

Etter alt å dømme ville de det.

Istedenfor å vise vilje til å bryte de retningslinjene for kreftbehandling som jeg regner med at Radiumhospitalet hadde vært med på å utforme, hadde jeg ønsket å få hjelp av ekspertisen på Radiumhospitalet.til en analyse av min helt spesielle situasjon. Jeg ville gjerne vite hva nyere forskning har konkludert med som kan styrke individet i arbeidet for å overvinne kreftsykdom. Og i mitt tilfelle: hva som kan bidra til å forhindre at sykdom som er slått tilbake, blusser opp igjen. Så langt har ingen med et eneste ord nevnt hva jeg burde gjøre eller ikke gjøre, tilføre organismen noe eller la være å tilføre den – for å være best mulig rustet i den kampen som jeg på ingen måte tror er avsluttet.

Jeg er allerede målt og veid tre ganger, blitt kjent på her og der av assistentleger og svart på de samme rutinespørsmålene. Fått tilfredse nikk til at jeg endelig helt har klart å legge bort sigarettene. Dette er de mest nærgående signalene angående mitt liv og min livsførsel jeg har fått så langt.

Unntaket har vært Wenche Gustafsen, og internett kan også ha stor betydning for pasienter som ønsker å ta egne initiativ for å bedre sin helse. Problemet er at det kan være vanskelig, iblant også umulig, å skille mellom viktig, sann kunnskap og alle varianter av informasjon en bare kan gå seg vill i.

Jeg gikk ut igjen og gledet meg sammen med de andre i familien over at ingen av de seks vevsprøvene som var tatt av svulsten hadde påvist kreftceller.

31. juli
Ny kontroll hos Are. Den forrige, like før familien reiste vestover, var lite å skrive om. Den viste at energibalansen var nesten like dårlig som før behandlingen begynte. Denne kontrollen ba jeg om kort etter mine mislykkede forsøk på å oppnå et konstruktivt samarbeid med Radiumhospitalet. Fordi jeg rett og slett følte meg elendig og var sikker på at jeg behøvde en ny behandling.

Jeg opplevde disse møtene, med unntak av den første samtalen med Hjortland, som det sterkeste anslaget mot min helse jeg hadde opplevd etter de nedturene jeg hadde hatt flere av i jobbsammenheng. Både jeg, Bård Nome og Are Thoresen vurderte disse som mulige årsaker til at sykdommen hadde utviklet seg til å bli livstruende. Psykisk stress måtte jeg derfor holde meg unna så langt det var mulig, og jeg innså at mine synspunkter kunne slå sterkt tilbake på meg selv.

I dag var imidlertid Are fornøyd, og jeg var ikke lenger redd for at forsommerens sykehuserfaringer ville gjøre noen varig skade. Bortsett fra et par telefonpåminnelser om forhold med bakgrunn i denne problematikken – bl.a. angående ny biopsi - har den siste delen av sommeren vært fylt av elementer som har trukket meg opp igjen: menneskene jeg har vært sammen med, naturen – ja, selve livet. Selvstendighet gjør også sterk på et vis. Det å ta ansvar og et valg hvor jeg selv var i sentrum, har vært en motkraft til de negative opplevelsene og bidratt til å reise meg opp igjen, inne i meg selv. Valget var nå utvidet. I tillegg til å vente på mer kunnskap ventet jeg på en ny MR - før jeg skulle ta neste valg – operasjon eller ikke operasjon.

Jeg var definitivt tilbake i troen på at jeg skulle overleve sykdommen og ha et godt liv videre, med de nødvendige forandringene jeg måtte gjennomføre og den økte respekten jeg hadde fått for alt levende i og omkring meg - *også for dem som utilsiktet hadde gitt meg noen tunge uker.*

11. oktober

Det ble stille – lenge. Lenge siden forrige dagboknotat hvor jeg ser jeg var høyt nok oppe igjen til også å ha en viss omtanke for dem som hadde gitt meg forsommerens nedtur. Men jeg kunne ikke la dem skyve meg ut av det behandlingstilbudet jeg virkelig behøvde. Gjentatte forespørsler på forsommeren om en samtale med onkolog Wenche Gustafson var blitt ignorert og jeg måtte tilbake til start, til fastlege Bård Nome, min andre støttespiller innenfor helsevesenet, og la frem mine bekymringer om at ingenting skjedde. Nome bestilte resolutt ny MR for meg i Tønsberg og time hos Gustafson for å gjennomgå bildene etterpå.

Det var forvirrende først å bli hardt presset på tid, få medisinfaglige begrunnelser for at det hastet veldig med å fjerne svulsten og deretter ikke engang få en samtale med den spesialisten som jeg etter utskrivingen fra Radiumhospitalet nå formelt var tilbake som pasient hos. Jeg hadde to tanker om dette, basert på to hendelser.

- Den første var E.'s formaning om at jeg ikke måtte la være å akseptere den behandlingen som ble tilbudt. Noe hun begrunnet med faren for å bli en annenrangs pasient.
- Den andre var den telefonsamtalen Wenche Gustafson hadde med en lege på Radiumhospitalet. Mens jeg hørte på, noe hun

ikke unnlot å gjøre legen i den andre enden av telefonlinjen oppmerksom på, ga hun meg rett i at det er en fare for spredning av kreftceller til andre steder i kroppen når en tar biopsi av en kreftsvulst. I og med at dette er kunnskap kreftleger normalt ikke deler med sine pasienter, og må sies å være vesentlig kunnskap for den dette gjelder, så er kanskje ikke Wenche Gustafson lenger den legen som de andre involverte legene ønsker at jeg skal rådføre meg med.

Jeg hadde også bedt Nome bestille sykejournalen min for å se om og eventuelt hvordan dette ble beskrevet, og jeg siterer et notat datert 26. juli og signert av kirurg Nesgaard på Sykehuset i Vestfold:

"Undertegnede fikk 20.07 telefon fra overlege Hjortland ved Radiumhospitalet. Han opplyste at pasienten nå var klarert for preoperativ strålebehandling. Pasienten ønsket imidlertid ikke behandlingen. Overlege Hjortland forsøkte å argumentere for at pasienten burde ta imot behandlingstilbudet siden det er risikabelt å vente. Han lot seg imidlertid ikke rikke. Undertegnede forsøkte så flere ganger neste uke å få kontakt med pasienten og lyktes først 24.07. Pasienten opplyste da at han ønsker å vente med behandlingen til han har snakket med overlege Gustafson på onkologisk seksjon her. Videre ønsker han også å samtale med sin egen lege. Undertegnede gjør ham oppmerksom på at overlege Gustafson antakelig er av samme oppfatning som både undertegnede og overlege Hjortland at det haster å sette i gang med behandlingen. Han insisterer likevel på å snakke med henne først ..."

Det var selvfølgelig ikke for å få Wenche Gustavson til å være enig med meg at jeg ønsket time hos henne. Jeg merket meg videre at Hjortland hadde forvandlet mitt ønske om samtale med min onkolog før jeg tok en beslutning angående operasjon til noe helt annet:

«*Pasienten ønsket imidlertid ikke behandlingen.*»

Avsporingen ble heldigvis rettet opp av Nesgaard, men i og med at ingen av dem hadde fulgt meg opp ved å henvise meg til Wenche Gustafson, måtte jeg krype til korset hjemme og både innrømme at E.

hadde hatt helt rett og beklage min egen naive holdning til den uroen jeg skapte i «systemet».

Når jeg nå endelig klarte å se det fra E.'s pragmatiske synsvinkel kjente jeg et stikk av anger for at jeg også hadde snakket så åpent om den boken jeg hadde tenkt å skrive. Utfra reaksjonene har jeg lært det som jeg burde ha forutsett: at å røpe dette høyere opp i «systemet» enn til sykepleierne bare virker mot sin hensikt. Alle jeg har snakket med om behandlingen på lavere nivå enn legene har derimot uten unntak vært positive og fulle av forventning til en mulig ny og effektiv behandlingsmetode for deres kreftpasienter.

oOo

Hvis noen har stusset over at jeg nå i tre kapitler har brukt betegnelsen «Hospitalet» både som tittel og noen steder i teksten, så er det på tide med en begrepsdefinisjon:

Det er en forkortelse for Radiumhospitalet i betydningen det/de som administrerer sykehuset og de som arbeider der, og som vi pasienter har våre individuelle erfariger med. Dette toppnivået i maktpyramiden kjenner jeg lite til og har derfor gitt det denne fellesbetegnelsen.

18. Statistikk som sannhetsvitne

> *Analyser tyder på at to av tre svulster som oppdages ved røntgen, ville blitt borte av seg selv.*
>
> Jan Mæhlen, kreftforsker,
> Dagbladet 27.02.10

Jeg har lenge vært i tvil om jeg skulle formidle hva autorisert kreftbehandling har oppnådd i den tiden jeg har hatt tilgang til statistikk. Dette har flere årsaker.

Det er alltid mer tilfredsstillende å formidle gode nyheter enn dårlige. Vi har jo en virkelig god nyhet å komme med, og det kunne være fristende å la det være med det. Men i og med at det er en ambisjon å gi leserne et mest mulig fullstendig bilde av den kreftmedisinske samtiden Thoresens oppdagelse fødes inn i, blir det feil å utelate den delen av bildet som sterkest understreker behovet for å tilby kreftpasientene en effektiv helbredende kreftbehandling.

Til min overraskelse har jeg oppdaget at de rådende forestillingene innen autorisert kreftbehandling langt fra er enerådende i helsevesenet. Etter å ha snakket med flere kreftforskere forsto jeg at det hos dem som kjenner forholdene, er en stadig mer utbredt bekymring over behandlingens manglende effekt. Det har også nådd frem til media at stadig flere mener at *noe* bør avløse de mest helseskadelige medisinene. Mye tyder på at det store flertallet som støtter dagens behandlingsregime ikke er fullt så stort som jeg vet at de fleste innen alternativ medisin tror det er. Derfor er jeg ikke lenger så bekymret for å bli avskrevet som konspiratorisk som jeg fryktet da jeg først bega meg inn på å referere noe av det mest beklagelige ved sykehusbehandlingen av kreft. Det personlig negative, mine egne erfaringer i kapitlene om «Hospitalet» avløses her av et innledende riss av det jeg oppdaget gjennom studiet av en del kreftstatistikk for Norge, Europa og USA. Beregningene, og andre bevis, bak mine funn og konklusjoner refereres i kommentarboken.

Etter mine første og overfladiske møter med kreftstatistikkene fra USA, EU og litt norsk statistikk i forbindelse med mammografidiskusjonen søkte jeg dypere ned i statistikkene for Norge. *Kreftregisteret* er den institusjonen i Norge som samler og publiserer det meste av det tilgjengelige norske statistiske materialet i den hensikt å fremstille det i en lett forståelig form for både fagpersoner, media og befolkningen for øvrig. Først gikk jeg inn på Kreftregisterets nettsider og fant statistikkene med tittelen "Overlevelse". Til min store overraskelse viste denne statistikken langt bedre tall enn de jeg tidligere hadde sett fra andre vestlige land.

Kreftregisterets statistikker med tittelen overlevelse går femti år tilbake (da dette ble skrevet – fra i år er historikken på Kreftregisterets nettsider redusert til førti år) og er delt i ti perioder. Registeret viser at det har vært en betydelig fremgang i såkalt *relativ overlevelse* (prosent av diagnostiserte tilfeller), noe som gir et utvetydig inntrykk av at moderne kreftforskning og behandlingsmetoder har gjort tilsvarende fremskritt de siste femti årene.

Her er det store uoverensstemmelser, og mens jeg gjennomgår mitt eget arbeid for å finne logiske feil eller regnefeil, kommer jeg via internettsøk over den største samlede statistiske undersøkelsen jeg så langt har hatt adgang til. Resultatet av undersøkelsen ble publisert i det tyske magasinet Der Spiegel og tar utgangspunkt i 26 års kreftstatistikk for Tyskland fra 1978 til 2004. Den omfatter de mest vanlige og dødbringende kreftformene og konkluderer med at det var noe større overlevelse for pasienter med lunge- og tarmkreft, mens den ble noe lavere for pasienter med prostata- og brystkreft. For alle kreftformer sett under ett, var det ingen signifikant endring. [29] Kunne situasjonen virkelig være så mye bedre i Norge?

Det har jeg liten tro på, og fordi jeg ikke finner noen årsak til de store forskjellene i tallmaterialet, kontakter jeg Kreftregisteret på telefonen. Det ble innledningen til en dialog på telefon og e-post over noen uker med statistiker og forsker Bjørn Møller, avdelingsleder ved Registeravdelingen på Kreftregisteret, i den hensikt å finne årsaken(e) til disse forskjellene. Møller bekrefter at kreftbehandlingen er drevet etter samme lest i alle vestlige land. Han virker like overrasket som meg, men har ingen forklaring på avviket. Derimot er han behjelpelig med å oversende linker til et utvidet tallmateriale fra EU.

Dette begynner å bli krevende. Før jeg fordyper meg i den nye dokumentasjonen, bestemmer jeg meg for å gjennomgå tallene fra Norge og Tyskland en gang til. Jeg leter etter om det er noe som har unnsluppet mitt blikk, om så bare en liten detalj, noe som i tallenes verden kan ha store konsekvenser.

Det er noe som har unngått min oppmerksomhet. De flestes vil jeg tro siden alle jeg så langt har snakket med om temaet, er av den oppfatningen at kreft utgjør en langt mindre dødsrisiko i dag enn for bare få år tilbake.

Det som gikk meg hus forbi ved første gjennomsyn av de norske statistikkene, står som en undertekst til statistikkene med tittelen "Overlevelse". *Der fremgår det at statistikken ikke handler om hvor mange som overlever sykdommen, men hvor mange som fremdeles lever fem år etter at de fikk diagnosen – noe som er langt i fra alle som overlever sykdommen.* Da jeg ved hjelp av flere andre statistikker hadde beregnet at de som dør av kreft, i gjennomsnitt dør cirka ni år etter at de fikk diagnosen, blir jeg sittende igjen med følelsen av å ha blitt grundig lurt.

Egentlig forteller denne statistikken ingenting av interesse for de fleste. For dem som er interessert i å studere forlengelsen i levetid, kan den være interessant, men bare dersom den ses i sammenheng med statistikkene for et lengre tidsrom. De som er interessert i dette, ville imidlertid aldri finne på å slå opp i den eneste statistikken som finnes med tittelen "Overlevelse". Dessuten ville en statistikk som fortalte om utviklingen i *levetid for dem som dør av sykdommen*, hatt en utforming som var bedre egnet til formålet.

I egenskap av amatør, men ikke desto mindre representativ for den største brukergruppen denne offentliggjøringen (websiden) er tiltenkt, ga denne oppdagelsen meg sterke assosiasjoner til det klassiske problemet "med liten skrift", det vil si formuleringer hvis betydning det er lett å overse, og som gjør at en, folkelig uttrykt, opplever å være ført bak lyset.

Men hvor finner jeg da den *sanne* statistikken for overlevelse? Den jeg kan sammenligne med statistikken for Tyskland, eller med statistikker for andre land? Jeg lette og lette, men fant den ikke. Årsaken er at den ikke finnes.

Jeg mener, selvfølgelig finnes den, men den finnes ikke der de fleste leter etter den. At akkurat den statistikken de fleste er interessert i, er utelatt og erstattet med en statistikk som har samme navn som den vi leter etter, gjør dette enda mer påfallende.

Da jeg ikke fant de riktige tallene, måtte jeg selv lage en statistikk som viste hvor mange som får kreft som dør av sykdommen.

Jeg tok utgangspunkt i den statistikken jeg allerede hadde laget, nemlig *gjennomsnittlig levetid* for dem som dør. Deretter undersøkte jeg hvor mange som hadde fått en kreftdiagnose ni år tilbake (tilsvarende gjennomsnittlig levetid), fant så statistikken for hvor mange som hadde kreft på dødsattesten ni år senere, og kom til at overlevelsen er litt over én av to.

Mer presist fastslo jeg at 52,7 %[30] av dem som får kreft, overlever.

Når en sammenligner Kreftregisterets statistikk for overlevelse med statistikken for dem som faktisk overlever sykdommen, er det cirka 63% flere som dør av den, enn det tallet som kommer frem i Kreftregisterets statistikk, tilsier. Tilgjengelige statistikker da dette ble undersøkt i 2013, viste at mens Kreftregisterets statistikk *gir inntrykk av* at dødeligheten av kreft i Norge i 2010 var redusert til 28,9 % av diagnostiserte tilfeller, viser den riktige statistikken at flere enn 47 % av de diagnostiserte tilfellene endte med å dø av sykdommen.

Jeg hadde funnet forklaringen på avviket mellom den store tyske undersøkelsen av endringene i overlevelse over 27 år og den norske statistikken. Den tyske samsvarer godt med mine egne tall for Norge, mens Kreftregisterets statistikk er grovt misvisende. Den påståtte sterke fremgangen i overlevelse i de 50 årene det er ført statistikk for, gjelder ikke overlevelse, men forlengelse av levetiden for de pasientene som ender med å dø av sykdommen. En første konklusjon er dermed at kreftforskningen har lykkes med å gi pasientene flere leveår, men den har mislykkes med å utvikle helbredende behandling, bortsett fra når det gjelder enkelte mindre utbredte kreftformer, som statistisk sett ikke har noen betydning for helhetsbildet.

Etter en innledende telefonsamtale med Møller og noen generelle tilnærminger til problematikken fra min side på e-post kunne jeg nå melde tilbake om mine funn.

Jeg fikk følgende svar:

"Jeg er enig i at fem års overlevelse ikke gir hele bildet ...»

oOo

Temaet fortsettes i kommentarboken, med en utvidet undersøkelse av dette nedslående fenomenet - som definitivt ødela mine forestilllinger om at slik manipulering muligens kan finne sted i USA, *men i hvert fall ikke i Norge.*

19. Tilbake til Sykehuset (i Vestfold)

> We don't need no
> thought control.
> *Pink Floyd, 1979*

11. oktober, fortsettes
Her har jeg ikke hatt noe behov for å etablere et begrep som ikke inkluderer *hele* sykehuset, inklusive bygningsmassen og hele staben. I kapitlet «Forfatterens stemme» lovte jeg å gjenta at jeg i dag er pasient på Ullevål Sentralsykehus og har på alle nivåer fått første klasse behandling. For noe helt annet enn kreft, og hvor jeg bare møter omsorg kombinert med høy kompetanse på det som i skrivende stund, sommeren 2014, er mitt kompliserte og utfordrende helseproblem – utfordrende for de som forsøker å hjelpe meg og utfordrende for meg som er gradvis mer invalidisert gjennom de siste tre årene.

Årsaken blir referert på riktig tidspunkt i begge bøkene. At det blir referert skyldes at jeg selv ikke visste noe om dette helseproblemet før jeg ble rammet av det. Og selv om mange flere enn jeg hadde drømt om er rammet av lidelsen er den ennå ikke begunstiget med en effektiv behandlingsmåte eller medisin spesielt tilpasset lidelsen.

I dette har den mye til felles med de fleste kreftformene. Den avgjørende forskjellen utfra mine erfaringer at her er Ullevål Universitetssykehus i kontinuerlig dialog og på leting etter bedre behandlingsstrategier – uansett hvor de kommer fra.

oOo

Det er to begreper fra musikkterminologi som kan illustrere kontrasten mellom erfaringene fra «Hospitalet» og Sykehuset i Tønsberg. Det er *instrumentell* og *musikalitet*. Det er nemlig ikke ualminnelig å snakke om *musikalitet* selv om de som omtales ikke har noen tilknytning til musikkfaget. Å være *musikalsk* der hvor rammene er instrumentelle er nær sagt det motsatte av å være et musikalsk medlem av et symfoniorkester der alle følger taktstokken til samme dirigent.

Wenche Gustafsons musikalitet handler om å lytte og å stemme om sitt instrument i et leie der det ikke oppstår dissonanser selv om hun nå har møtt en pasient som har stilt seg skjevt på det kreftmedisinske samlebåndet. Istedenfor å forsøke å vri meg i rett stilling har hun latt meg stå slik jeg står, og hun betjener meg som best hun kan uten på noen måte å forstyrre samlebåndets fremdrift.

Vel, - muligens forsøkte hun forsiktig å få meg innstilt til behandlingstilbudet slik som alle de andre, men i så fall besørget hennes musikalitet for at hun veldig tidlig forsto at det sannsynligvis ikke ville være lett å få til – og at det kanskje heller ikke ville være riktig fordi mine forutsetninger er vesensforskjellig fra alle de andres.

Helt fra hun snakket Radiumhospitalet midt imot i mai har jeg beundret hennes mot og ikke helt forstått hvor hun får det fra. Helt til i dag, hvor hun fortalte hvem som er hennes virkelige overordnede, og som vil kunne overprøve enhver ordre fra alle andre i sykehussystemet - dersom den kommer i konflikt med ...

> *«Legeetikken pålegger oss å gi enhver pasient best mulig behandling utfra den foreliggende situasjon, uten å skjele til hva som har forårsaket helseproblemet.*

Selvfølgelig. Slik er det, tenkte jeg, og lyttet begjærlig:

> *«Det beste vi kan gjøre for deg hvis du ikke vil opereres før svulsten eventuelt begynner å vokse igjen, er å sørge for at vi vil oppdage en slik vekst så tidlig at den ikke får vokse til et stadium hvor kirurgene beskriver den som inoperabel.*

oOo

27. september var det tatt nye MR-bilder av svulsten. De ble deretter kommentert i journalen av en ny lege på Radiumhospitalet, ikke av radiolog i Tønsberg, slik som tidligere.

Før Wenche Gustafson kom så langt som til å lese kommentarene til lege Tore Thunem, konstaterte jeg at siden Radiumhospitalets lege er den første som kommenterer bildene av svulsten, må det være slik at de fremdeles har det medisinske overoppsynet med meg sentralt. Det var altså slik jeg trodde; at det var

Radiumhospitalet og ikke min fastlege som burde ha sørget for at jeg hadde fått time hos Wenche Gustafson etter ferien.

Det nye perspektivet Gustafson åpnet denne legetimen med, etter å ha hørt på mine nye bekymringer, gjorde det enda klarere hvorfor *noen* tydeligvis mente at hun og jeg var en uheldig kombinasjon. Ikke for å fremheve min egen betydning, men for å formidle min tanke om at *noen,* overlegen uten ansikt kanskje, han som hadde det overordnede ansvaret for meg inne på Hospitalet, mente at jeg hadde så stor negativ betydning og innflytelse at jeg ikke burde kombineres med en av deres egne som også hadde demonstrert evne til å stå for egne standpunkt.

Tiden som var gått fra først å ha truffet en interessert lyttende kreftspesialist, Geir Olav Hjortland, og registrert den store personforvandlingen uken etter, gjorde at jeg ikke var i tvil om at *noen* hadde satt på ham en munnkurv. Wenche Gustafson, som ikke ville ta på seg noen munnkurv, i hvert fall ikke når det gjelder denne type kommunikasjon med sin pasient, så det for meg ut som om *noen* derfor ikke ville at jeg skulle få snakke med. Det kan jeg godt forstå, i og med at hun betraktet legeetikken som sin overordnede dersom hun mente at de fysiske overordnede oppførte seg i strid med det som best gagner pasienten.

Den medisinske *instrumentalismen* som jeg var inne på i innledningen har tydeligvis ikke bare en rødt/grønt knapp slik jeg i formiddag hadde sett for meg nå-situasjonen. Det finnes også en gul.

Jeg var på vent. En situasjon hvor ingen vet hva en venter på, om det går mot rødt eller grønt, om en skal bli stående eller komme seg ut av den farefulle posisjonen – midt i et veikryss. En situasjon jeg vil tro det er svært uvanlig at nylig diagnostiserte pasienter med fremskreden kreftsykdom befinner seg i. Jeg kom så langt som til å tenke at det er to måter å tolke denne situasjonen på: Min første tanke var at den gule knappen er forbeholdt vrange annenrangs kreftpasienter, men som den optimist jeg er og utrettelig leter etter gode utganger av en tung tankerekke, så jeg at situasjonen også innbyr til en konstruktiv betraktningsmåte: Den bød meg glemme hvem som har gjort hva og heller se det slik at jeg er på vent fordi jeg <u>ikke</u> er en kreftpasient, men en tidligere kreftpasient som må vente for å se om det kommer noe mer kreft eller ikke.

Wenche Gustafsons høytlesning fra pasientjournalen og lege Thore Thunems kommentar til de siste MR-bildene avgjorde hvilken forståelse av min trafikklysanalogi som kom til å bli stående:

"... *Det er lite endring fra undersøkelsen 25.04.07 ... ... Det kan være tumorvekst i denne, men det er høyst usikkert ...*
... Resyme: Tilnærmet uendret tumor i rectum."

Å være på vent – ventetiden - hadde vært på min side. Hvis ikke samtalen med Wenche Gustafson hadde trukket så langt ut i tid og jeg hadde sagt ja til operasjon i sommer, hvis ikke jeg hadde insistert på å få snakke med Wenche Gustafson før jeg bestemte meg, hadde det ikke blitt tatt noen flere bilder av svulsten og jeg ville aldri fått vite at disse bildene bekreftet det "bildet" av sykdommen som biopsiene har gitt: Sykdomsutviklingen var stanset og alt, inklusive min egen opplevelse av min helsesituasjon, tydet på at dette skjedde på samme tid som jeg hadde begynt akupunkturbehandlingen.

Wenche Gustafson supplerte den korte kommentaren fra Thunem med at svulsten nå, etter et halvt år uten påviselig vekst, er i det hun betegner som "steady state". På mitt direkte spørsmål bekreftet hun at det etter hennes vurdering ikke er noen umiddelbar fare forbundet med å utsette operasjonen så lenge en følger utviklingen med regelmessige røntgenbilder. Hun anbefalte meg selvfølgelig å gjennomføre operasjonen likevel, sannsynligvis blir det også det eneste hun skriver inn i journalen min, men deretter hadde vi en for meg livgivende samtale av det slaget jeg tidligere har etterlyst i dagboken – og ikke blir journalført.

For annen gang fikk jeg et løfte om at jeg for fremtiden ikke ville bli noen annenrangs pasient, at jeg ville få tilbud om de undersøkelsene som situasjonen til enhver tid krever og med de intervallene som det er enighet om er faglig tilrådelig.

Hun vil bruke den makten hun har i kraft av sin stilling, *som direkte underordnet legeetikken*, til å hjelpe meg!

Nok en gang kunne jeg senke skuldrene, puste dypt og straks jeg var ute på gangen, sendte jeg en kort fellesmelding til de få som følger meg skritt for skritt på denne ferden: *Ingen vekst!*
Snart hadde jeg mobilen full av ferske smilefjes og jeg gledet meg så sterkt til å fortsette og leve at tiden ikke gikk fort nok til E. kom

syklende opp bakken. Særlig fordi hun akkurat i dag tydeligvis var blitt forsinket.

oOo

Like sikkert som at det ikke finnes noen gratis lunsj, får en aldri hvile lenge i paradiset før slangen biter igjen. I dette tilfellet var det den siste delen av pasientjournalen som Wenche Gustafson skrev ut for meg og som jeg gledet meg til å lese når jeg kom hjem. Etter å ha lest Thunems vurdering og gitt meg sin egen, sa hun at journalen bare hadde en mer generell betraktning fra overlegen og som ikke hadde noen medisinsk betydning, så hun brettet arket i fire, puttet det i brystlommen min og sa at jeg kunne kikke på det når jeg kom hjem, og at nå var det en ny pasient som ventet.

Jeg kjørte hjem med en fornyet spenning i kroppen: Hva hadde overlegen som skulle trekke en overordnet faglig konklusjon skrevet i journalen min etter å ha sett de "vakre" MR-bildene mine: «Steady state» etter fire måneder og hvor en svulst på denne størrelsen normalt har kommet opp i en vekstrate hvor den legger målbart på seg fra uke til uke?

Siden sykkelen ikke sto parkert i carporten da jeg kjørte inn, tok nysgjerrigheten overhånd. Jeg tok arket ut av brystlommen. Ideen om at vi sammen skulle se den medisinske konklusjonen av bildene var ikke så viktig at jeg hadde tålmodighet til nok en utsettelse. Dette var kanskje en av dagene E. hadde underholdning nok etter å ha falt for en shopping-dragning som iblant melder seg på veien gjennom handlegatene i byen, med så stor styrke at sykkelen går tyngre og tyngre og tilslutt nesten ikke er til å rikke når den nærmer seg utkanten av sentrum.

Jeg brettet ut utskriften og så til min skuffelse at det eneste som var tilføyd etter vurderingen fra Tore Thunem var et par setninger fra overlegen uten ansikt. Han som fremdeles bare var et navn i pasientjournalen, og jeg lar det bli med det i og med at han har taushetsplikt og ikke kan forsvare seg mot mine innsigelser mot hans faglige strategi.

Det var ikke vanskelig å forstå hvorfor Wenche Gustafson hadde hoppet over denne upassende kommentaren.

Hovedpoenget med pasientjournalen er overføring av kunnskap om pasientene til andre leger som er involvert, og ikke minst til de legene som ved langvarig sykdom kommer inn i bildet på et senere tidspunkt. Dette vil ofte være leger som ikke har møtt pasienten og ikke har andre kilder til opplysninger om de nye pasientene enn journalen. Før møtet med pasienten leser de det i journalen som gjelder den sykdommen pasienten er til behandling for, og sammen med den påfølgende samtalen danner journalen grunnlaget for legens stillingstagen til hva som videre bør skje. Det sier seg selv at for stadig nye leger som må forsøke å leve seg inn i pasientenes situasjon, er det viktig at journalen inneholder alt av vesentlig betydning. Helst ikke så mye annet, og selvfølgelig at alt som står der er korrekt.

Det overlegen har lagt vekt på å formidle til kreftavdelingen i Tønsberg, er etter min vurdering så irrelevant det kan bli, uten å handle om noe helt annet enn medisin:

"... Vedvarende venting uten behandling vil etter hvert redusere pasientens muligheter for kurasjon og på et gitt tidspunkt føre til at denne muligheten går tapt."

Hadde han fulgt med på hendelsesforløpet? Første del av setningen *"Vedvarende venting uten behandling ..."* er dessuten direkte feil. Jeg får riktignok kreftbehandlingen utenfor sykehuset, men den er ikke mindre medisinsk av den grunn. Så er det resten av setningen *"... vil etter hvert redusere pasientens muligheter for kurasjon og på et gitt tidspunkt føre til at denne muligheten går tapt."*

I dette ligger det en påstand om at svulsten vil fortsette å vokse, på tross av at alle bilder og biopsier tilsier at den ikke vil det. Enda en fornektelse av at det han fikk oversendt fra Tønsberg er et uventet og «revolusjonerende» MR-bilde. Revolusjonerende i den forstand at noe lignende frem til nå har vært ansett av autoriserte kreftbehandlere for å være en umulig utvikling for en pasient som verken har fått stråle- eller cellegift-behandling. [31]

Jeg ga opp den fruktesløse gjetningen på hva som var bakgrunnen og motivet for denne skjebnetunge setningen, som endte med den mørkeste av alle mulige spådommer. Samme kan det være. Overlegen får mene hva *han* vil, tenkte jeg, og forsøkte så godt jeg kunne å trøste meg med at Wenche Gustafson mente det stikk motsatte og at dødstrusler var noe en enten meldte til politiet eller etter beste evne ignorerte.

Jeg falt tilbake til min innledende tanke om at vi mennesker aldri får hvile lenge i paradiset før slangen gir oss en farlig fristelse eller et giftig bitt igjen.

Her handlet det ikke om noe fristende.

oOo

Jeg var glad for at min nysgjerrighet hadde tatt overhånd. Hadde jeg ventet til jeg kom hjem med de gode nyhetene i hodet og notatet i lommen, kunne jeg uforvarende ha kommet til å lese den siste setningen for E. - hvilket jeg hadde bestemt meg for ikke å gjøre. Dette var min bekymring, ikke hennes, og siden sykkelen ikke var å se i carporten fikk jeg litt tid på meg til å bearbeide inntrykket og reaksjonen på det.

Å bearbeide er det motsatte av å fortrenge, så jeg stilte opp arket på dashbordet og så rett bort på den setningen som akkurat hadde splittet min varme glede med sin ormetunge: Trusselen om død og fordervelse, *hvis jeg vedvarende ventet* ...

Jeg ble sittende helt til det kom en bil kjørende og stanset like bak meg. Det viste seg å være en av E.'s kollegaer, en nukleærmediciner som har blitt en venn av familien, og i dag var årsak til hennes forsinkede hjemkomst. De hadde støtt på hverandre på veien ut av sykehuset og han hadde foreslått at de kunne ta en kaffe i kantinen slik at han kunne få rapport fra høstferien og gjensynet vårt med Dubrovnik. Det endte med at E. fortalt hvorfor vi hadde valgt Dubrovnik – det stedet vi var enige om at vi helst ville se en gang til dersom det ble vår siste reise sammen - og da ble det både to og tre kaffekopper.

Svein hadde insistert på å ta sykkelen i bagasjerommet, for, som han sa: Han kunne ikke slippe henne på sykkel ut i rushtrafikken etter den følelsesladede samtalen.

Da vi satt rundt kjøkkenbordet med den fjerde kaffekoppen, fortalte jeg dagens gode nyhet. Jeg merket meg at Svein ikke helt tok den inn, og han virket usikker på hvordan han skulle forholde seg. Heller ikke E. viste den begeistringen jeg hadde gledet meg til å se i ansiktet hennes når jeg fortalte om MR-bildene. Jeg kom derfor til at hun og Svein nok ikke hadde snakket stort om de positive aspektene ved min helsesituasjon, men at hun sannsynligvis hadde fokusert på det som var hennes mest akutte bekymring - at jeg ennå gikk rundt med svulsten i magen.

Jeg snakket ikke mer, eller med flere, om min sykdom enn nødvendig, og jeg lot vær å gå i dybden angående Ares behandling og hvordan jeg så den i sammenheng med resultatene av sykehuskontrollene. I og med at Svein er spesialist i nukleærmedisin og hadde begynt sin karriere på Radiumhospitalet, fortalte jeg isteden litt om erfaringene mine fra hans gamle arbeidsplass.

Han svarte med det samme foredraget jeg hadde fått noen ganger av E. - om hvor umulig det er for leger å tro på at noe annet enn deres behandlingsmåte vil kunne ha noen effekt og at de har oppriktig frykt for at jeg tilslutt vil dø av sykdommen hvis ikke jeg blir operert. Som vanlig svarte jeg at det kunne jeg forstå og at jeg ikke bebreidet noen enkeltpersoner, men at det jeg ikke kan forstå er at dette nødvendigvis har sammenheng med det jeg opplever som forskjellige kombinasjoner av umyndiggjøring, mangel på alminnelig kommunikasjon og at mine forsøk på faglig tilnærming til min sykdom og helsesituasjon, med ett unntak, ikke førte noe steds hen.

I og med at vi kjenner hverandre godt nok til at Svein anser meg som troverdig, og at det jeg fortalte tydeligvis også gjorde inntrykk, skiftet han ben og la frem de tankene han selv hadde gjort seg da han selv var en del av «systemet» og hadde merket seg den ensrettede behandlingen av pasientene. Han fortalte at det gis lik stråledoseringen for alle med samme diagnose, selv om tålegrensene åpenbart må være veldig forskjellig på små og store, robuste og sarte individer – for ikke å snakke om de store medisinske variasjonene som skjuler seg bak diagnosen. Forklaringen Svein ga på dette er hensynet til statistikken som blir ført over vellykkede behandlingsforløp. Så fort en pasient snur seg litt på samlebåndet, om det så bare er en liten endring i den stråledosen som er fastsatt for alle innenfor de forskjellige kreftformene, så vil vedkommende også falle ut av statistikken. Alle som behandles annerledes enn den ensartede oppskriften som overvåkes ved hjelp av statistikk, vil ikke telle med i det som er Hospitalets viktigste ansikt utad, mot helsebyråkratiet, politikerne og selvfølgelig – mot media. Det handler om status i befolkningens bevissthet, som i sluttenden manifesterer seg som bevilgninger og annen form for økonomisk støtte til å drive virksomheten og videre forskning.

Noe Svein ikke sa, men som jeg selv utledet av denne overraskende vinklingen mot problemet, er at i "systemets" bevissthet, det overordnede perspektivet, det som nettopp beskjeftiger seg primært med å bedre sykehusets statistikker år for år, vil enhver som vegrer seg for behandlingen, eller utsetter den, i deres øyne komme farlige skritt nærmere å bli en av dem som drar statistikken ned – dersom de dør.

Å være et tall, bli telt, er i de fleste sammenhenger helt greit. Når det gjelder en situasjon hvor en pasient har en kreftsvulst med en lengde på fem centimeter som har sluttet å vokse, så er dette så unikt at det ikke finnes noen statistikker å plassere den i – uten å jukse. Hvis jeg nå gjennomgår en standard rektumamputasjon, slik de alle har insistert på at jeg må gjøre, så vil Radiumhospitalet få æren for å ha helbredet en som allerede var blitt frisk ved andres hjelp.

Kanskje er det derfor ingen vil snakke med meg om den behandlingen jeg får, ikke nevne den i sykejournalen, men tvert imot fremstille situasjonen slik at det ser ut som jeg ennå ikke har fått noen medisinsk behandling?

Hvis legen uten ansikt hadde fått bonus for hver pasient han fikk jukset inn i statistikken på den måten som innspillet fra Svein fikk meg til å fantasere frem, da ville jeg vel ha svart *tja*. Nå svarer jeg *nei*, og tenker at det isteden handler om systemfeil. At ikke bare pasientene, men også legene er ofre for den formen for kynisme som systemet inviterer til. Det økonomiske hensynet overtar førsteplassen og detroniserer det fagområdet som det egentlig burde vært styrt etter - i dette tilfellet medisinfaglige og etiske hensyn. Hensyn som *alltid må forholde seg til mennesket som individ, med sine levende særpreg, og ikke som til et tall i en mengde.*

20. Etikk og økonomi i kreftbehandlingen

Etikk er som kjent en av hoveddisiplinene innenfor filosofi. På samme måte som disiplinen medisin rettmessig krever respekt for egen faglighet og kompetanse, gjelder dette kravet også de andre fagdisiplinene. I dette tilfellet er det faget etikk jeg vil forsvare – fordi etikken som oftest blandes med andre fag på en ufaglig måte.

Det paradoksale er at å benytte etikken til slike formål, er grunnleggende uetisk. Etikken er som matematikken absolutt. Eksempelvis å lyve i en gitt situasjon er like etisk forkastelig for alle og ikke noe som kan manipuleres av enkelte eller settes opp mot noe annet. Sammen med legevitenskapen danner etikken en spesielt viktig fagkombinasjon - fordi det handler om menneskers liv og velferd. Begrepet *legeetikk* er da også det viktigste av de få elementene som har fulgt *legekunsten* helt tilbake fra antikken hvor vi også finner utgangspunktet for *legevitenskapen*.

Før jeg for alvor ble pasient og på forskjellige måter fikk innsyn i hvordan «legevitenskap» og «legekunst» praktiseres i dag, hadde jeg ingen forståelse av at kombinasjonen av medisin og etikk også kunne ha uheldige sider. Som det fremgår av pasientdagboken gjorde jeg mange personlige erfaringer på dette området, men jeg legger ikke her opp til noen uttværing av disse episodene. Dette skal handle om mer allmenngyldige momenter, og som jeg først for alvor fikk innsikt i da jeg på trygg avstand fra subjektive opplevelser begynte å lete etter årsakene til at den kjemiske og høyteknologiske legemiddelindustriens har et uangripelig monopol innenfor kreftbehandlingen. Hvordan det har oppstått og med stor suksess har blitt vedlikeholdt gjennom mer enn hundre år innenfor en verden der frie markedskrefter er idealet, fri konkurranse er lovbestemt og kartellvirksomhet er straffbart.

Underlig nok blir kreftbehandlingsmonopolet i nær sagt alle Vestens liberalistiske demokratier voktet så effektivt, blant annet ved hjelp av forbud og trussel om straff, at det aldri har vært truet. Før den nye loven av 2003, som bl.a. tillater uautoriserte helsearbeidere å styrke kreftpasienters immunforsvar, risikerte en "livredder" som Thoresen tiltale, dom og fengselsstraff for å ha helbredet terminale kreftpasienter. Imidlertid unngikk han videre forfølgelse og eventuell dom da han på riktig side av 2003 ble politianmeldt av et offentlig organ - som Thoresen ikke vil ha noe utestående med og derfor heller ikke vil jeg skal navngi i boken.

Selv vil jeg heller ikke vie de temaene som dukker opp i kjølvannet av denne problemstillingen stor plass i hovedboken, da systemkritikk er sekundært i forhold til presentasjonen av ny, norsk, effektivt helbredende kreftbehandling. Disse spørsmålene er imidlertid viktige nok for å underbygge behovet for enkelte grunnleggende endringer innenfor vår kreftomsorg – blant annet å utprøve og gi plass til Thoresens behandlingsmetode - og spørsmålene blir derfor stilt og forsøksvis besvart i kommentarbokens kapittel.

21. Den andre utfordringen

11. oktober, fortsettes
Min strategi etter sommerferien var blant annet å legge opp til maksimal utnyttelse av de dagene vi begge tillot oss å ta fri fra arbeidet. Det ble båtturer i skjærgården på godværsettermiddager og i helgene, på bekostning av nyttige fritidsaktiviteter i hus og hage. Det var enkelte ting jeg hadde bestemt meg for ikke å behøve å gjøre før jeg eventuelt kom til å føle meg trygg på at jeg ville ha tid nok til å gjøre det. På den andre siden var det en god del å rydde opp i hvis det ble slik at jeg ikke ville få mer enn nok tid. Uansett ble det mange fine turer, ikke minst fordi mesteparten av oppryddingsarbeidet var noe jeg gjorde ved siden av mine andre arbeidsoppgaver på dagtid. Det jeg ikke uten videre bare kunne la andre forholde seg til hvis jeg skulle bli alvorlig syk igjen, var i hovedsak knyttet til det som i flere år hadde vært mitt fulltids engasjement: Forberedelse av et større kultur-rekreasjon- og omsorgsprosjekt.

Så mye om dette fordi vi i går kom hjem fra den første reisen jeg bega meg ut på etter diagnosen, til daværende Jugoslavia (Kroatia) og tilbake til en form for gjenopplevelse av min største reiseopplevelse noensinne: E.'s og mitt første møte med Dubrovnik for over tretti år siden. En sirkel er sluttet her, da jeg på en måte har nådd meg selv igjen. Det var der, i utkanten av selve festningsbyen, på hotellets lille balkong at jeg skrev de linjene som åpner denne boken og kom på tanken om at de erfaringene jeg så langt har gjennomlevd kunne ha betydning for andre enn meg selv og mine aller nærmeste.

5. januar 2008
En rastløs morgen. Jeg hadde en tilsvarende morgen på vårparten året før, og mens jeg raskt bladde gjennom Tønsbergs Blad gjenopplevde jeg mye av de samme følelsene fra før jeg dro på mitt aller første sykehusbesøk. Etterpå husket jeg knapt noe av det som sto i avisen, og jeg ville uansett vurdert alt jeg hadde streifet med min splittede oppmerksom som totalt uvesentlig.
Det som ikke ville slippe taket i bevisstheten min, var påminnelsen om at jeg i dag skulle få måleresultatet etter nye tre måneder som

kreftsvulsten hadde hatt på seg til å vokse seg større. Jeg var mer urolig i dag enn forrige gang jeg gikk og smågruet meg til konfrontasjonen med virkeligheten. Det hadde en helt rasjonell forklaring: Sammen med kulda har det hver vinter de siste årene fulgt med noe jeg har regnet med har vært en lett versjon av folkesykdommen hemorroider – noe jeg fremdeles tror. Plagene har aldri vært av en grad som har fått meg til å oppsøke lege, men denne gangen hadde de plutselig fått en helt annen og mer alvorlig dimensjon. Hver gang jeg fikk føling med at jeg hadde en rektum, noe de fleste av oss, de som ikke har hemorroider, sjelden ofrer mye oppmerksomhet, ble jeg samtidig minnet om at jeg hadde en stor kreftsvulst der inne. Dette var årsaken til min uro før timen hos Wenche Gustafson i formiddag. Var det årvisse hemorroider eller en økning i svulstens størrelse som ga meg disse følelsene?

I tillegg til denne bekymringen var jeg nå også langt inne i den årstiden jeg på forhånd har vært redd for ville kunne påvirke sykdommen på en uheldig måte. Denne førjulstiden hadde jeg riktignok vært to uker på en kombinert arbeids- og helseforebyggende reise i Thailand, men det var ikke mange dagene etter at jeg kom hjem før jeg fikk de følelsene som i år ikke bare ga fysisk ubehag, men en vel så plagsom fornyet usikkerhet på hvordan dette egentlig ville gå. De forrige MR-bildene hadde gitt meg en betinget trygghet, og betingelsene for den var nå ikke lenger til stede.

Da jeg hadde funnet meg en noenlunde bekvem stilling på pinnestolen ved siden av Wenche Gustafson, forklarte jeg henne om mine bekymringer, og hun innledet orienteringen om de siste MR-bildene med et trøstende

- *Det er ingen grunn til panikk, men ...*

oOo

Etter timen hos Gustafson gikk jeg opp på laboratoriet der E. arbeider, og når hun hadde fått tilfredsstilt behovet for å rydde litt på kontoret sitt - eller rote litt, slik det så ut for meg at hun gjorde - dro vi sammen direkte til Torp Flyplass utenfor Sandefjord. Her sitter jeg nå, med den bærbare på knærne og venter på et forsinket fly fra Arrecife, et fly som skal ta oss med til hovedstaden på den vesle øya Lanzarote i ettermiddag.

I baklommen (denne gang) hadde jeg med det sammenbrettede notatet fra Wenche Gustafson. Det som hun hadde ført inn i journalen min før jeg dro fra sykehuset på formiddagen, og som hun skrev ut for meg i tilfelle jeg kunne trenge noe håndfast å supplere den informasjonen som jeg ga til E. med.

Da E. gikk på WC like før ombordstigningen tok jeg det raskt opp av baklommen og brettet det ut over tastaturet:

"... En lymfeknute perirektalt har økt. Jeg har sett gjennom bildene selv og den reelle økningen dreier seg om at den største utstrekningen 25.04 i fjor var 4.5 mm ganske sirkulær, og at den nå måler 4.9 ganger 7.7 i henholdsvis ventrale horisontale utstrekning. Man ser også noe progresjon av tumorutløpere i det mesorectale fettvev."

22. En evaluering av Thoresens forskning

> Stoffer
> som våre kropper
> selv produserer, og
> som ved første forsøk
> i laboratoriet
> viser nøyaktig de
> egenskapene
> alle kreftforskere
> i all verdens laboratorier
> har jaktet på siden
> jakten på løsningen
> av kreftens gåte
> begynte.
>
> *Oktober 2012*

Etter at Thoresen fikk ideen om å "oversette" akupunkturmetodens effekt til biokjemi gjennom laboratorieforskning, slik at den kunne bli forstått av naturvitenskapelig skolerte leger og forskere, har han, etter min forståelse av vitenskapelig dokumentasjon, faktisk nærmet seg en interessant hypotese om hva løsningen på kreftens gåte i prinsippet handler om. Som beskrevet i kapitlet om "Chi og kjemi" har han og Manzetti anskueliggjort hele prosessen fra at vår kropp selv produserer signalstoffer som igangsetter en biokjemisk definert prosess som *kan* forhindre dannelsen av kreftsvulster eller uskadeliggjøre dem, etter at en midlertidig defekt i kroppens vekstregulering har frembrakt kreftsymptomene.

Ifølge Thoresen er det prinsipielt en enkel oppgave å fullføre dette arbeidet. Det vil likevel i hans situasjon være både tidkrevende og kostnadskrevende med de mange forsøkene som må gjennomføres, både for å være sikker på resultatene, og for å kunne utvide forskningen med varierende materiale (flere blodprøver fra pasienter med flere former for kreft) for å få et mer nøyaktig helhetsbilde av denne delen av organismens "skattkammer". Sannsynligvis vil man da få en situasjon hvor noe er felles, eksempelvis for samme type kreft, men hvor det også kan avdekkes individuelle dannelser av forsvarsstoffer, som kan identifiseres med hvilke typer kreft, og så videre.

Det "enkle" handler om at man kan gå rett på sak. En behøver ikke stadig å utprøve nye, konstruerte stoffer som kan tenkes å virke hemmende på sykdomssymptomene. Isteden kan vi bruke en langt enklere metode, som består i å stimulere (ved akupunktur), analysere og eventuelt kopiere det naturen har utviklet gjennom evolusjonen. Biologiske prosesser som i hele vår forhistorie har drevet effektiv forebygging og uskadeliggjøring av kreftsykdommene. Det som er hemmeligheten bak det faktum at ikke alle får kreft, og at et flertall av menneskene klarer å holde forsvarsmekanismen sterkere enn kreften. Kroppens naturlige evne, helt fra vi befinner oss i mors liv, til å danne den type celler som kan opprettholde forsvaret.

I og med at Thoresen har valgt å prioritere arbeidet for pasientene og videre spredning av metoden utenfor Norge,[32] vil jeg i det følgende konsentrere meg om denne delen av hans virke.

Etter å ha fordypet meg i begrepet terminale kreftpasienter og den brutale virkelighet som disse menneskene møter sender jeg en e-post til Thoresen:

> - *Har du oversikt over hvor mange kreftpasienter du har behandlet, som først har oppsøkt deg etter at de ikke lenger kunne tilbys behandling på sykehus og derfor fikk betegnelsen "terminal"? I så fall vet du kanskje omtrent hvor mange du har vært i stand til å hjelpe?*

Følgende omgåelse av spørsmålene kommer prompte i retur:

> - Situasjonen for terminale pasienter innebærer to alvorlige problemstillinger. Det viktigste er den medisinske vurderingen av hvor grensen skal settes for at en pasient skal kunne betegnes som uhelbredelig syk, og av når leger eller andre behandlere skal orientere pasient og pårørende om sannsynlig resterende overlevelsestid. Den andre problemstillingen er at leger eller andre behandlere som mener grensene settes feil, langt på vei har blitt kriminalisert. Det eneste jeg vil siteres på angående egne erfaringer med såkalt terminale pasienter, det vil si de som selv

forteller meg at de er det, er at selv de som ikke overlever, gjennomgående lever mye bedre etter behandlingen. Jeg mener for øvrig det burde vært satt andre og strengere kriterier for å operere med betegnelsen terminal. Hvis kriteriene virkelig er slik du antyder i ditt spørsmål, vil jeg tilføye at jeg ikke ser noen logisk eller medisinsk faglig begrunnelse for å benytte en betegnelse som terminal på bakgrunn av at pasienten ikke lenger tilbys eller anbefales fortsatt sykehusbehandling for sykdommen.

To dager etter at jeg fikk dette svaret, 3. november 2010,[33] og nærmest som et svar på det spørsmålet Thoresen ikke hadde villet svare på, kom en e-post, videresendt fra Oster Wanner i Sveits:

Til: Are Thoresen

Three weeks ago Elsie wrote me, that she is the happiest women in the world because she came to meet your needles. A week later Willi told me that his Colon – cancer cannot be found any more & that everybody at the clinic is totally surprised. His neighbor's brain cancer has tremendously reduced in size, and the doctors can't believe what they see. And here in Switzerland, Esther feels healthy and does not spent any time thinking about having suffered from cancer.

To sum it up: I did send 4 people to you lately, all of them with severe to infaust diagnoses. All 4 are cured or whatever we want to call it.
100 %!
Again!

I den delen av e-posten som siteres her, gir Oster Wanner et aktuelt innblikk både i behandlingsmetodens effektivitet og i spørsmålet om hvor reelt døende de såkalte terminale pasientene faktisk er. I og med at Thoresen ikke selv har villet uttale seg konkret om sine resultater med terminale pasienter, kan Oster Wanners beskrivelse av utgangen for de fire (i skrivende stund) siste sveitsiske pasientene som har oppsøkt ham for behandling, leses som en god og beskrivende kommentar til det spørsmålet han vegret seg for å gi et konkret svar på. Jeg kan innskyte at årsaken til at jeg stilte Thoresen spørsmålet om terminale pasienter, er at jeg på forhånd visste at det er nettopp denne pasientgruppen han har mest erfaring med. Av naturlige årsaker er det i de mest alvorlige eller avsluttende fasene av sykdommen, som regel etter at det er konstatert spredning, og/eller at behandling ikke lenger tilbys, at kreftsyke som har hørt om hans metode og resultater, også våger å kontakte ham for et siste forsøk.

Oster Wanner refererer ikke mange tilfeller – to alvorlige og to terminale –, men så er da også resultatet fire av fire mulige.

I min første samtale med kreftforsker Mæhlen, kort tid etter at jeg ble kjent med e-posten fra Oster Wanner, refererte jeg hennes oppsummering av de fire pasientenes sykdomsutvikling. Hans spontane kommentar da jeg siterte siste del av e-posten, var:

Enten er dette bedrageri eller århundrets medisinske sensasjon.

Dette er nevnt fordi det bare tilsynelatende er så enkelt som Mæhlen fremstiller det. Det er selvfølgelig enkelt å konstatere om Thoresen, Oster Wanner og alle vi andre som forsøker å spre informasjon om hans arbeid, er bedragere eller ikke. Det vil ikke kreve mer enn en mindre innsats fra eksempelvis en onkolog, gjerne av den mest skeptiske kategorien, som kan kartlegge Thoresens behandling av både mennesker og hunder over en viss tid. Han har selv gjort en klinisk studie, men dessverre er den ikke overvåket i tilstrekkelig grad. Den viste så gode resultater at ingen, så langt, innenfor det norske helsevesenet har gjort annet enn å riste på hodet og snu ryggen til. De tror åpenbart at det er fantasi eller bedrag.

Det som imidlertid ikke har vist seg enkelt så langt, er å få noen med medisinfaglig autoritet til å ville gjennomføre en slik granskning. Onkologer og kreftforskere på norske sykehus har erfart at kanskje én av hundretusen terminale pasienter og noen få prosent av de alvorligst kreftrammede kommer levende gjennom sykdommens avgjørende siste fase, Med den forståelses- og erfaringsbakgrunnen er det ikke vanskelig å forestille seg at e-posten fra Oster Wanner fremstår som et altfor godt budskap til å være sant.

23. Svaret på utfordringen

Under over alle under
Bjørn Eidsvåg, 2004

29. februar 2008
Det første notatet jeg fant frem til etter at vi kom hjem, var fra den skjebnetunge dagen før vi hadde tenkt å feire nok et positivt prøveresultat med en uke sammen i solen. Slik ble det som kjent ikke, og jeg siterer fra Wenche Gustafsons notat i journalen min, 07.01.08, etter at hun har ført inn røntgenlegens beskrivelse av den første veksten i svulsten på åtte måneder:

> *"Pasienten føler seg frisk og står foran ganske stor reisevirksomhet. Han reiser i dag til Lanzarote av helsemessige årsaker. Senere reiser han til Hellas i forbindelse med sitt arbeid.*
> *Vi har satt oss ned og funnet ut følgende strategi i forhold til å få tatt bilder i den tiden han er hjemme. MR rectum ønskes tatt 20.02. For å få best mulig visualisering av eventuelle fjernmetastaser har vi nå i samarbeid besluttet å rekvirere en PET-CT på Rikshospitalet. Pasienten kommer til ny konsultasjon 28.02."*

oOo

Det første jeg gjorde da vi kom hjem fra Lanzarote, var å ringe til Are Thoresen. Jeg fortalte om ubehaget og det jeg trodde var hemorroider, om en liten, men målbar vekst i en utløper fra svulsten og tankene om at dette kanskje kunne ha forårsaket at den var blitt følbar. Jeg spurte om han kunne kontrollere energibalansen og eventuelt gi meg en behandling. Det var søndag, men han forsto at jeg gikk med en tung og konstant bekymring, og sa at jeg kunne komme med en gang.

Jeg har så langt ikke gått nærmere inn på akupunkturmedisinske begreper som "energibalanse" – et begrep som ikke er fullt ut faglig dekkende, men som likevel har gitt en presis indikasjon på det jeg har villet uttrykke. Nå må jeg utvide ordbruken, men understreker at jeg ikke gjør dette med noen større faglig ambisjon enn tidligere. Are ville nok selv ha beskrevet dette helt annerledes, uten at jeg tror det hadde utvidet forståelsen – snarere tvert imot. Til det er både begrepsbruken og tenkemåten bak ordene som beskriver denne formen for østlig klassisk medisin, for lite allment utbredt og kjent innenfor vår vestlige kultur.

Energikretsløpet i organismen vår er i kinesisk tradisjon oppdelt i 24 hoved-meridianer eller ferdselsårer. Nesten alle har navn knyttet til organer i kroppen, uten at de nødvendigvis har direkte med disse organene å gjøre. Når jeg nå benytter ordene *hjertemeridian* og *nyremeridian,* så er dette først og fremst ord som er benyttet for å markere at de representerer noe bestemt, noe som i detalj er forhåndsdefinert. Jeg vil ikke forsøke å beskrive hva disse ordene samlet sett betyr, eller representerer for en akupunktør.

Så mye om dette fordi det som skjedde var veldig viktig for meg, og fordi jeg for første gang på en måte selv grep inn i akupunkturbehandlingen. Min innsats var basert på at jeg hadde merket meg disse ordene, og hva Are knyttet dem til da jeg dro til ham første gang etter at jeg hadde fått kreftdiagnosen. Den gangen forklarte han meg at det var prosesser knyttet til hjerte- eller nyremeridianen som var viktige å kontrollere i forhold til den type kreft jeg hadde utviklet, og at i mitt tilfelle indikerte pulsdiagnosen at det var hjertemeridianen som måtte styrkes.

Som navnet indikerer, er hjertemeridianen knyttet til følelseslivet. Dette ga den gang mye mening fordi jeg allerede i mange år hadde bedømt sterkt følelsesmessig stress og andre følelsesmessige belastninger som de mest helsenedbrytende faktorene i min tilværelse – noe jeg i mitt arbeid hadde vært spesielt hardt belastet med gjennom lang tid. Og da snakker jeg ikke om år, men om tiår.

Jeg hadde også fått med meg at prosessene knyttet til nyremeridianen var følsom for kulde, eller for sterk varme, noe som ikke hadde vært aktuelt å ta i betraktning tidligere, i og med at behandlingen hadde foregått i den varme årstiden. Kontroll av nyremeridianen hadde dessuten ikke vist noe behov for korreksjon. De to gangene jeg hadde vært til kontroll hos Thoresen på høsten og tidlig på vinteren, hadde han vurdert tilstanden som så bra at han ikke hadde gitt noen behandling. At han da bare hadde nevnt hjertemeridianen dukket opp igjen i tankene sammen med ubehaget og gjorde at jeg formidlet dette videre sammen med hovedårsaken til min bekymring: antydningen til vekst i en utløper fra svulsten som var avbildet på MR-bildene. Den følelsen jeg hadde var naturlig nok gjennomgangstema denne ferieuken sammen med den siste setningen i Wenche Gustafsons notat (fra journalen 07.01.08):

> "Man ser også noe progresjon av tumorutløpere i det mesorectale fettvev."

Han tok pulsen (som er noe helt annet og mye mer differensiert enn å telle hjerteslagene) og konstaterte at *hjerte* fremdeles var bra. *Nyre* var veldig dårlig, så dårlig at det forårsaket en Drivenes-aktig rynke i pannen, og balansen mellom hjerte og nyre var heller ikke slik den skulle være.

Thoresen var klar på at han hadde gjort en feilvurdering ved ikke å ha fulgt godt nok med på utviklingen i nyremeredianen. Den første følelsen jeg fikk, at dette kunne være fatalt, ble avløst av beroligelsen jeg fikk straks han forsto hvor dypt frykten for en uavvendelig negativ utvikling hadde satt seg. Han snudde opp ned på dramatikken ved rett og slett å begynne og le.

Han forklarte at når en har å gjøre med energetiske forhold så er det vanskelig å gjøre feil a la amputere feil ben, og en halv time senere, etter ferdig behandling og en ny pulsdiagnose kunne Are fortelle at "nyre er på vei opp" og "balansen er mye bedre".

Få uker senere var den følelsen jeg var usikker på om skyldtes hemorroider eller kreft glemt. Ute av øye ute av sinn.
Fra Wenche Gustafsons notat i journalen min, 29.02.08:

> *Pasienten er nå i veldig god form igjen. Han hadde jo noen plager i relasjon til tumorområdet for drøyt en mnd. siden. Det er utført MR bekken som viser uendrede forhold sammenlignet med 03.12.......*

Under over alle under! Veksten var stanset !!
   Min neste tanke var at nå kunne overlegene på Radiumhospitalet smile overbærende av akupunktur så mye de ville. De kunne benekte at Ares behandling har hatt noen virkning på min sykdom til de ikke har stemme igjen.

Når en, slik som jeg, har levd hele høsten med en indirekte dødsdom hengende over hodet avgitt av den potensielt mest faglig kvalifiserte i forhold til min sykdom, og til slutt, oppunder jul, begynte å bli alvorlig redd for at overlegen uten ansikt kunne komme til å få rett ...
  ... Jeg stryker resten og fortsetter med det positive):

For annen gang har Thoresen både avlest en mulig sykdomsutvikling gjennom sin pulsdiagnose, slik MR-bildene også viste, og deretter påvirket den så sterkt at veksten umiddelbart stanset igjen.
  Slik jeg opplevde det ble ikke veksten bare stanset, svulsten må også raskt ha slanket seg litt – om ikke mye, så i det minste nok til at ubehaget på kort tid etter akupunkturbehandlingen ble helt borte igjen.

oOo

PET-CT er det mest avanserte teknologiske utstyret som nå er i bruk i kreftbehandlingen på enkelte sentrale norske sykehus. Dette er en veldig kostnadskrevende undersøkelse, og den ikke alltid like optimistiske E. regnet med som selvsagt at en pasient som hadde motsatt seg å følge anbefalt behandling ikke ville få anledning til å gjennomføre en kontroll med PET-CT, uansett hvor mye Wenche Gustafson mente at en slik ekstra forsikring nå var på sin plass. Ifølge pasientjournalen min fremgår det at det også befant seg en engel på Rikshospitalet - overlege Anne Solheim valgte å se helt bort fra dette, og jeg fikk time allerede 25. februar.
  I dag, 29. februar, fikk jeg referert resultatet.

Gustafson satt med PET-CT bildene foran seg på skjermen, men forlenget ventetiden med en detaljert beskrivelse av hvordan PET-CT virker. Nysgjerrig som jeg er, hadde jeg allerede fått et ganske godt innblikk i teknologien etter å ha forhørt sykepleieren som sørget for at jeg ble nok radioaktiv til å kunne delta i denne nukleærmedisinske undersøkelsen. Selv om det ble vanskelig å sitte stille på stolen forsto jeg at denne forberedelsen hadde betydning for riktig forståelse av resultatet, og essensen i forelesningen er som følger:
  Før bildene tas, drikker pasienten en sukkerholdig væske hvor et radioaktivt stoff er festet til sukkermolekylene. Kreftceller har høyere stoffskifte enn normale celler og tar derfor raskere opp sukker. Dette fanges opp av bildene som lysende felter og avslører kreft med

forskjellig intensitet eller farlighet, noe som graderes av radiologene ved hjelp av en egen måleenhet, SUV, som er utviklet til formålet.

Det som var nytt for meg, er at instrumentet fanger opp kreftceller på et så mikroskopisk nivå at bildene også kan vise mutasjoner før det har kommet til det stadiet at vi betegner det som kreft. Slike mutasjoner er normalt for alle mennesker, noe som gjør at også helt friske personer får utslag. Det som lyser på bildet, kan altså være mutasjoner som kroppens immunforsvar fortløpende vil bryte ned. Hos enkelte kreftpasienter kan det derfor også se ut for en mindre erfaren radiolog som om pasienten har farlige metastaser uten at de faktisk har det. Denne omstendelige innledningen gjorde meg forberedt på et resultat hvor det ville være vanskelig å avgjøre om vi hadde å gjøre med spredning av farlige metastaser fra svulsten eller naturlige prosesser.

Da hun endelig kom til radiologens vurdering sa Gustafson at det var registrert kreftceller innenfor svulsten, og at verdiene var målt til 7.2 SUV, noe som ikke var spesielt bekymringsfullt og stemte med hennes «steady state» beskrivelse: Cellene delte seg ikke raskere enn de døde og medførte liten eller ingen fare for sterk vekst mellom MR- eller CT-kontrollene.

Sammenholdt med biopsiene som viste at kreftcellene ikke lenger hadde evnen til å infiltrere annet vev eller andre organer, var referatet av PET-CT undersøkelsen så langt bare en bekreftelse på det vi visste fra før. Hensikten med undersøkelsen var da også først og fremst å etablere endelig visshet med hensyn til metastaser. Gustafson kom så endelig frem til den delen av prøveresultatet som hadde forårsaket den lange innledningen om virkemåten:

> *Det som virkelig er overraskende og uvanlig med bildene dine, er at de ikke gir utslag et eneste sted utenfor området hvor svulsten befinner seg.*

Som det noen ganger kan skje når spente, adrenalinladede øyeblikk brått utløses på en helt annen måte enn forventet, oppsto et brudd i bevisstheten, som om virkeligheten ble klippet i to. Uten riktig å forstå hvordan ble jeg forflyttet fra den ene delen og etter et øyeblikks ubevissthet, våknet jeg opp i den andre.

Det var som å våkne til en ny verden. Jeg var over på tørt land, og overskuddet av hormoner hadde sannsynligvis også virket befordrende på intelligensen, for da jeg våknet opp igjen på den trygge bredden av bevisstheten, forsto jeg også umiddelbart alt:

> *Behandlingen hadde ikke bare stanset den farlige veksten i svulsten og endret egenskapene i kreftcellene. Den hadde restaurert og stimulert mitt immunforsvar i en slik grad at det nå fortløpende stanset de mutasjonene som er forstadiet til kreft, og som også alle friske mennesker har. I min organisme ble denne medfødte tendensen stanset mer effektivt enn det normalt skjer hos helt friske mennesker.*

Det ble en lang samtale om dette fenomenet, bl.a. muligheten for at behandlingen hadde gjenopprettet mitt immunforsvar mot kreft til et mer effektivt nivå enn hos de aller fleste. Jeg skal ikke snakke for andre enn meg selv. Ikke påstå noe om hva Wenche Gustafson tenkte eller mente om mine logiske resonnementer. Det jeg kan skrive, er at det i resten av legetimen ikke ble sagt noe som rokket ved den spontane forståelsen jeg fikk da hun oppsummerte radiologens beskrivelse av bildene.

oOo

Jeg har aldri vært noen våghals, spesielt ikke når det gjelder den typen fysiske utfordringer som nordmenn internasjonalt er spesielt kjent for. Og jeg har ikke behov for å styrke mitt selvbilde. Mitt ego har vært mer enn stort nok, både før og etter diagnosen, i hvert fall om jeg skal feste lit til E.'s vurderinger. Jeg har heller ikke utrettet noe spesielt, noe det var verdt å skrive om. Men nå kunne jeg ikke fri meg fra en snikende følelse som jeg i mitt stille sinn tenkte var beslektet med følelsen når en har vunnet en viktig idrettskonkurranse, besteget et høyt fjell og endelig er kommet til toppen - eller har nådd en eller annen pol, som første mann og helt alene.

  Følelsen var så sterk at det som nå kom, noe som nok en gang var egnet til å skape skår i gleden over gode prøveresultater, ikke gjorde det. I mitt overmot, noe jeg ikke ser bort fra skyldtes polfarerfølelsen, tok jeg uten betenkning imot nok en utfordring. En utfordring jeg på ingen måte var forpliktet til å møte, og som jeg heller ikke var kvalifisert for å forholde meg til.

  Det som var egnet til å skape skår i gleden, hadde ikke denne gangen noe å gjøre med manglende interesse hos kreftspesialistene for hva som faktisk skjedde med meg og sykdommen. Hva det hadde med å gjøre, vet jeg ikke. Uansett ble dette presentert på en måte som var vesensforskjellig fra de initiativene som var kommet fra Wenche Gustafson tidligere i vårt samarbeid, noe som kan forklare hvorfor jeg altfor sent tok anstrengelsen med å gi det en gjennomreflektert analyse.

Denne utfordringen skrev jeg ikke mer om i dette dagboknotatet. Fordi måten jeg håndterte dette på ble den mest skjebnesvangre feilvurderingen jeg har gjort i hele mitt liv, er dette imidlertid noe som blir grundig behandlet senere. etter at konsekvensene av feilvurderingen min først kom for en dag mer enn et halvt år senere. Feilvurderingen var forresten langt fra bare min, men primært hadde den blitt til hos noen ukjente et sted bak i kulissene, noen som trakk i tråder de aldri skulle ha trukket i –

24. Et samfunnsperspektiv

Skjønt behandlingsmetodene er blitt forbedret og perfeksjonert i takt med den teknologiske utviklingen, er kreft likevel ikke blitt noe mindre problem for menneskene. Statistikken over antall kreftdødsfall de siste femti årene er jevnt stigende.[34] Sammenholder vi denne statistikken med Kreftregisterets statistikk for antall diagnoser, vil vi kunne forutse at om relativt kort tid, sett i et historisk perspektiv, vil det være

- flere nordmenn som får en kreftdiagnose, enn dem som går fri, og at
- ca. en fjerdedel av befolkningen vil ha kreftsykdom som dødsårsak

hvis det ikke innen enda kortere tid skjer en radikal endring i forståelsen og behandlingen av kreftsykdommene.

Når det gjelder den yrkesgruppen som har tettest kontakt med kreftpasientene, det vil si sykepleierne, kan jeg fortelle at jeg ikke har møtt en eneste som har gitt uttrykk for annet enn glede og optimisme når jeg har fortalt om hva som har helbredet min sykdom. Ingen i denne kategorien helsearbeidere hadde innvendinger mot at jeg ventet med å la meg operere for å se om helbredelsen var varig. Leger som arbeider på kreftavdelinger, hadde derimot jevnt over en tydelig negativ innstilling til mine valg. Jeg forestiller meg at de samme legene vil smile av sykepleiernes naivitet og godtroenhet, mens de få som viste interesse vil verdsette deres åpenhet og gode tro. Imidlertid er jeg innforstått med at legenes rolle er å være skeptiske til alt som kan være en trussel mot pasientenes helse eller deres egen faglige integritet, og ser dette som et fullt forståelig og respektabelt standpunkt - dersom de også kunne vise den samme respekten og forståelsen for de pasientene som tar ansvar for egen helse og gjør selvstendige valg.

Blant allmennlegene har jeg inntrykk av at det er langt flere som både er frustrerte over situasjonen og åpne for nye og mindre helseskadelige behandlingsformer *bare effekten kan dokumenteres på en tilfredsstillende måte*. En av dem, Ragnar Sundby, som driver en mindre klinikk i Vestfold, sier han ikke kjenner en eneste primærlege i sitt lokalmiljø han tror vil ha betenkeligheter ved at kreftpasientene får akupunkturbehandling hvis det kan dokumenteres at det faktisk kan hjelpe dem. Hvis han har rett, finnes det håp om konkrete endringer både i holdningen til kreftsykdommene og behandlingen av dem, og også at disse kan skje rimelig raskt.

For å oppnå en reduksjon i den jevnt økende forekomsten av kreft, er det ikke behandling, men bare forebyggende innsats som har effekt.
    At jeg har viet D-vitaminets betydning en stor plass, må ikke forstås slik at det ikke finnes andre vitaminer eller kosttilskudd som er viktige for beskyttelse mot kreft. Jeg vil derfor gjenta at det er gjennomført cirka 10 000 studier som har påvist sammenhenger mellom kreft og kosthold, basert på kvalitet og kvantitet av de nærings- og nytelsesmidlene vi tilfører kroppen. I litteraturen om dette hevdes det å være solid dokumentasjon for at det er mye enhver kreftpasient burde vite om ernæringsfysiologi og ta hensyn til i sin livsførsel. Når ikke denne forskningen har ført til at kreftbehandlere generelt har et mer aktivt forhold til hvordan pasientene lever og ernærer seg, må det skyldes at det i dette miljøet råder en sterk tro på at kosthold ikke har noen avgjørende betydning for det videre sykdomsforløpet.
    Hvordan har denne troen og fordommen oppstått? I og med at jeg så langt bare har sett forskning som fremholder det motsatte, har jeg kommet til at det tidligere omtalte dogmet om *at det bare er autorisert kreftbehandling som kan snu forløpet av kreftsykdom*, må ha en sterkere påvirkningskraft enn de 10 000 studiene som viser at det motsatte er tilfellet. Dette må til og med gjelde innenfor en faggruppe som spesielt fremhever at det bare er naturvitenskapelige forskningsresultater av høy kvalitet som gjelder. Jeg vil tro at ingen av dem som styrer vår kreftomsorg, mener at de 10 000 studiene det siktes til i hovedsak er av for dårlig kvalitet til å komme i betraktning.

oOo

Mot slutten av arbeidet med de to bøkene oppdaget jeg at jeg hadde kommet til å fjerne min «barnetro» på at alt som har med kreftomsorg å gjøre, er såre vel og i fremgang. Jeg hadde blottlagt et system hvor *den enes nesten død er den andres brød.*

Det produseres mye livsviktig og nyttig kjemisk medisin. Men den kjemiske industrien markedsfører og selger også store kvanta unyttige og til og med skadelige produkter. Det siste gjelder i særdeleshet for kreftsykdom men også for flere sykdomsgrupper hvor det stilles spørsmål ved om kjemiske stoffer er riktig type medisin.

I mine tanker om hvordan denne situasjonen kan bli snudd, fremmanet jeg for mitt indre blikk en langt fra fjern fortid hvor apotekeren blandet sine miksturer utelukkende ut fra det han trodde var til pasientenes beste. Dette var en tid hvor det var uaktuelt å tenke seg at andre motiver spilte inn. Man blandet for eksempel ikke unødvendige stoffer for helsen i miksturen, stoffer som var vanedannende slik at man kunne øke omsetningen.[35] Allmenn etikk tilsa at dette var absurd: Det ville forandre medisinen til noe nær det motsatte av medisin. Jeg så tilbake på en tid da etikk og økonomi innenfor den lokale medisinproduksjonen gikk hånd i hånd uten at noen overhodet stilte spørsmål ved det. Slik var det bare. Det overordnede for apotekeren var pasientenes trygghet og ikke at de skulle tjene flere penger ved å ha andre og viktigere oppgaver overfor dem som eide apoteket.

I fremtiden ser jeg for meg en situasjon med utelukkende felles interesser mellom pasientene og legemiddelprodusentene. Dette tror jeg kan realiseres dersom Norge eller andre av de skandinaviske landene *selv styrer den fortsatte moderniseringen og teknifiseringen av sitt helsevesen.* Ingen av aktørene vil da kunne ha et ønske om fortsatt vekst i helseindustrien. Tvert imot. Dersom staten (vi alle) eksempelvis via et faglig begrunnet organ uten økonomiske motiver overtar ansvaret for utviklingen og produksjonen av legemidlene, vil det overordnede motivet være å utvikle medisiner som gjør befolkningen friskere. Her vil man heller satse på medisiner som gjør seg selv overflødige, enn på medisiner som gjør pasientene til langtidsbrukere av medikamenter. For kreftsykdommenes del beviser statistikkene at dette har vært utviklingen de siste femti årene. Selv om statistikken med navnet "Overlevelse" er ment å skulle skjule at det ikke er flere norske kreftpasienter som overlever i dag enn det var for femti år siden, viser denne statistikken samtidig at det økende antall personer som år etter år får sykdommen, blir medisin- og helsetjenestetrengende i stadig lengre tidsrom. Følgen er at staten og pasientene må ut med stadig større summer til medisin, noe som igjen forårsaker økede trygdeutbetalinger. Rent økonomisk betraktet vil både forebyggende tiltak, som jevnlig kontroll med befolkningens D-vitamintilførsel, og innføring av naturlig helbredende kreftbehandling, gi gevinst for alle med unntak av noen få store aksjeeiere, halvstore investorer og småsparere som ikke har forutsetninger for å forstå hva de har vært med på å finansiere.

Fortsetter vi som i dag, med hurtig vekst i antall krefttilfeller og generelt nullvekst i antall overlevende, vil det gi tap for alle med unntak av de nevnte gruppene av eiere - hvis de da ikke får kreft selv eller mister noen nærstående av sykdommen. Ett av to som ifølge dødsstatistikken og vår sosiale organisering i familier, vil ramme tilnærmet oss alle.

oOo

Fortsetter vi ikke som i dag, men eksempelvis lærer av Serbia, som ifølge min kilde, gastrokirurg Milan Spasojevic, har lagt om behandlingen for en lang rekke lidelser fra kostbar kjemisk og teknologisk medisin, til utvidet bruk av spesielt akupunktur, har vi allerede kompetanse på en fjerdedel av norske sykehus til en relativt hurtig utvidelse av tilbudet til våre kreftpasienter.

Den samme mekanismen som gjør seg gjeldende i akupunkturbehandlingen mot kreft, kan ifølge Thoresens og Manzettis forskning også vise seg å ligge til grunn for behandlingen av mange helseplager og sykdommer hvor akupunktur har vist klinisk effekt. Den største hindringen for en slik utvikling har vært manglende forståelse og naturvitenskapelig dokumentasjon på hva som skjer under og etter akupunkturbehandling. Det er nettopp slik kunnskapsbasert dokumentasjon Thoresen/Manzetti nå har åpnet for: En forskning som omslutter nålestikket med mikrobiologiske analyser av blodet før og etter stikket og bruke forskjellige innfallsvinkler for å oppnå helt ny forståelse av en lang rekke sykdomstilstander, alle etter naturvitenskapelige metoder.

Selv om gjennombruddet i kreftbehandlingen vil være «det store» for kommende generasjoner, tror jeg denne broen mellom to vesensforskjellige tilnærminger til sykdomsforståelse på enda lenger sikt vil være Det Virkelig Store Gjennombruddet.

25. Vulkanen

For lesere som ønsker å følge pasientdagbokens langsomme opprulling av hva konsekvensene består i, noe som inneholder flere spenningsmomenter underveis, vil jeg anbefale å hoppe over disse siste sidene. Gå rett til etterordet og videre til kommentarboken istedenfor bare «å slå opp på siste side i utålmodighet etter å få vite hvem som er morderen».

Det jeg trodde at jeg denne dagen måtte avgjøre, forsto jeg først fem år senere at jeg aldeles ikke burde tatt stilling til i det hele tatt, men isteden overlatt andre med relevant fagkunnskap å vurdere. Ikke hva jeg burde velge, men en vurdering av at valget, eller ultimatumet, i det hele tatt ble presentert.

Isteden glapp det for meg - på det «stedet» i livet mitt hvor det så langt har vært viktigst å holde hodet kaldt og klore seg fast.

29. februar 2008, fortsettes
Etter å ha lest gjennom det jeg har skrevet i dagboken om resten av denne dagen, engasjert og strømmende - det kunne ha blitt side opp og side ned - ser jeg tydelig at jeg ikke jeg helt forsto hva som skjedde da Wenche Gustafson på slutten av timen utførte det oppdraget hun hadde fått og presentere meg for følgende:

Enten akseptere en ny type kreftbehandling med et av de nye «antistoffene» - **eller bli nektet fortsatte kontroller av sykdommen på norske sykehus**.

Det var litt av et navn på en medisin, tenkte jeg, og sluttet å tenke.

I ettertid fulgte det imidlertid mye tenkning: Kanskje hadde jeg vært *annerledespasienten* så lenge at jeg passivt godtok den tenkemåten som ligger bak en slik trussel – og bøyde meg for den. Komme meg ut, slippe unna. Slippe å måtte stå opp og slåss for min selvbestemmelse enda en gang - nå som alt var så bra og jeg bare ønsket en rolig og problemfri fortsettelse. Ta imot en lun og omsorgsfull vår som kunne omslutte vår snart ett år gamle gjenfødte livsglede.

Dette var ingen god forklaring, i beste fall halve sannheten og halve årsaken til at jeg akkurat der og da hadde et av mitt livs aller svakeste øyeblikk - samtidig som jeg like før hadde følt meg som aller sterkest. Jeg var jo friskmeldt av sykehusvesenets mest avanserte teknologi og kontrollapparat for kreftsykdommer. Men jeg så altså ikke tydelig nok det absurde i hvorfor en kreftfri pasient skulle underlegges noe jeg nå har nok kunnskap nok til å karakterisere som et av de mest hasardiøse eksperimentene som er gjennomført på norske sykehus i nyere tid - *mot pasientens vilje*.

Det nærmeste jeg har kommet den andre halve sannheten er at jeg kunne ikke, ville ikke, dra hjem fra noe som skulle være dagen hvor jeg hadde fått de mest oppløftende informasjonene om sykdommen en kreftpasient kan få, og samtidig måtte fortelle E. at jeg ikke lenger vil få kontroller av den videre utviklingen - at hun og barna våre må leve i konstant usikkerhet i årene som kommer i forhold til om sykdommen har blusset opp igjen eller ikke.

- Men var det så ille da – å måtte få noen injeksjoner med en ny, giftfri kreftmedisin?

vil nok mange gjerne spørre meg om.

- *Tja. Fasiten har jeg ennå ikke, seks år senere. Men som vanlig kommer du et langt skritt nærmere en konklusjon hvis du følger pasienten og meg over i kommentarboken – eller, hvis du ikke er spesielt opptatt av detaljene i dette enkeltforsøket, avslutter jeg med et kort resymé av hva det førte til på godt og vondt da jeg ga etter og lot Hospitalet behandle meg.*

oOo

29. februar til 11. oktober, 2008

Etter å ha fått allergisk sjokk etter en test av det ene antistoffet, *Erbitux*, begynte behandlingen med *Avastin* i april, et år etter diagnosen.

Wenche Gustafson valgte å være åpen på at dette var medisiner som så langt bare har vært benyttet på døende pasienter i den hensikt å forlenge restlevetiden deres, noe jeg den gang ikke så noe problematisk ved,[36] og hun forklarte de to mulige utfallene av behandlingen som begge ville være positive for meg:

1. Hvis svulsten krympes skyldes det at den overveiende består av kreftceller, og den vil da være enklere å fjerne den ved operasjon.
2. Hvis svulsten derimot ikke krymper, vil det være enda mer positivt, ettersom den eneste mulige årsaken til at Avastin-kuren ikke har målbar effekt skyldes at svulsten ikke lenger i det vesentlige består av kreftceller med egen blodforsyning, men av mer normale celler med ordinær blodforsyning.

Midtveis i behandlingen ble det tatt en MR for å undersøke effekten av behandlingen, og Gustafson skriver sin konklusjon i et journalnotat 10. juni:

Vurdering av tumor viste ikke tegn til respons på denne behandlingen med Avastin og den er derfor avbrutt.

Altså var det ikke lenger en kreftsvulst men hovedsakelig bindevev med ettersporbare ufarlige kreftceller perifert i svulsten, konkluderte jeg, etter å ha sammenholdt resultatene av biopsiene, PET CT og siste MR.

Det jeg ikke tok i betraktning er at ufarlige kreftceller kan bli farlige igjen.

Jeg tok en ny PET CT 7. juli og feiret sommeren uten noen ny kontroll ved pulsdiagnose og uten å etterspørre resultatene av PET CT-en, utfra den slutningen at «intet nytt fra sykehuset er godt nytt» - en slutning som viste seg å være en *kortslutning*. «Hvorfor i all verden skulle sykehuset somle bort bare de oppløftende prøveresultatene», tenkte jeg noen måneder senere, og korrigerte mitt tidligere standpunkt da konsekvensene av de to feilvurderingene mine materialiserte seg:

Resultatet av den skjebnesvangre kombinasjonen av å akseptere behandlingen og la være å etterspørre PET CT resultatene viste seg en morgen litt utpå høsten, som noe harelortlignende fjernt fra menneskelig avføring, og som jeg med mye møye så vidt klarte å presse ut av kroppen.

Jeg klarte ikke å se noe positivt i situasjonen der og da, men det må tas med i totalregnskapet at den eksplosive kreftoppblomstringen for tredje gang ga akupunkturmetoden anledning til å vise om den har helbredende effekt på alvorlig kreftsykdom:

Istedenfor å stå foran en livreddende operasjon med *stomi,* utlagt tarm, slik at jeg ikke ville ble drept av min egen avføring, kom den ut riktig vei et par dager etter at **jeg fikk øyeblikkelig og livreddende behandling av Are Thoresen** – uten operasjon og stomi.

Et par uker etter at svulsten var merkbart på retrett igjen og min fordøyelse fungerte normalt, viste MR-bilder at svulsten fremdeles var så stor, og med så aggressiv innvekst i nabostrukturer, at Gustafson skrev i journalen min:

«Operabiliteten sannsynligvis nå svært tvilsom.»

At er slik svulst vurderes å være *inoperabel,* at den ikke kan fjernes ved operasjon, vurderes av sykehus som uhelbredelig kreft og hvor de bare kan tilby smertelindring mens svulsten og den barn ødelegger resten av det levende mennesket.

oOo

CT tatt 8. mai 2009, to år etter diagnosen viste at all vekst i svulsten etter Avastin-behandlingen var vekk og at tilstanden var uforandret sammenlignet med året før – hvor MR hadde vist at tilstanden var uforandret sammenlignet med de første bildene etter diagnosen, våren 2007. Tilbake til der Thoresen hadde krympet svulsten første gang, i ukene etter diagnosen to år tidligere.

Dette rimer dårlig med at jeg har beskrevet min avgjørelse 29. februar og mangel på oppfølging av PET CT-en som «skjebnesvanger». Alt så nå ut til å være slik det var før Avastin-behandlingen. Denne betegnelsen skyldes imidlertid noe som ikke har noe med størrelsen og det at svulsten nå var operabel igjen, men med det hærverket kreftsvulsten hadde rukket å gjøre da den var på sitt aller største, som for meg betød en avgjørende forskjell – og tilhører en annen fortelling.

For ikke å etterlate leserne med for store ubesvarte spørsmål, vil kommentarboken følge utviklingen videre frem mot at jeg selv valgte bort tilbudet om fortsatte kontroller – i tillit til mitt eget immunforsvar. Det som hører med her er et lite avsnitt om årsakene til min «nær døden opplevelse»:

Et par måneder etter redningsaksjonen sendte Are Thoresen ut en forespørsel til sitt amerikanske nettverk angående Avastin og hvordan behandlingen virket på meg. Svarene kom raskt og refererer til utprøvingen av Avastin gitt uten cellegift - ikke på mennesker, men på mus. Avastin alene er ingen godkjent kreftbehandling da museforsøkene viste stor fare for oppblomstring av sykdommen og spredning i resten av kroppen.

Da jeg skulle sjekke kildene, kom jeg på at vår venn nukleærmediciner Svein samler på Felleskatalogen og selvfølgelig også har de aktuelle utgavene fra 2007 og 2008. Der fremgår det at på det tidspunktet jeg fikk såkalt «monobehandling» med Avastin (alene, uten cellegift) var slik behandling ikke godkjent i Norge, heller ikke i noe annet land vil jeg tro.

Heller ikke i dag, noe det er lett å etterprøve ved å gå inn på *Felleskatalogen.no*. Uten å kunne vite det med sikkerhet, er det nærliggende å tro at jeg er det eneste menneske i hele verden som er behandlet med Avastin alene, og det er først i den tiden som refereres mot slutten av neste bok at jeg for alvor begynte å spørre meg hvorfor.

26. Etterord

Det meste av systemkritikk av dagens kreftomsorg er å finne i kommentarboken, så også konsekvensene av den skjebnesvangre avgjørelsen som jeg foretok i mitt «polfarerhybris» 29. februar 2008. Dette er gjort for ikke å overdøve bokens hovedintensjon, som jeg klipper inn fra kapitlet «forfatterens stemme:

> «... *På bakgrunn av denne dokumentasjonen er forhåpningen at beslutningstakerne vil støtte fremskaffelsen av endelige, ugjendrivelige bevis gjennom vitenskapelig overvåkede forsøk. Dette er hovedintensjonen bak pasientdagboken og referansene til de kliniske tilfellene, hvor mitt sykdomsforløp er ett av mange hundre helbredelser - i Sandefjord og på klinikker i Australia, USA, Canada, og i mange europeiske land hvor Are Thoresen har forelest og inspirert andre klinikere til å forsøke metoden. Flere av disse klinikernes erfaringer er for øvrig sitert ved e-poster i kommentarbokens appendiks.*

oOo

Like viktig som utbredelsen av metoden – men da i vitenskapelig og ikke personlig forstand, er det som Sergio Manzettis laboratorieforsøk viser, eller *indikerer*, som han selv ville uttrykt det:

1) Betydelige endringer i blodet til kreftpasienter før og etter akupunkturbehandlingen. Identifiseringen av hittil ukjente *peptider* som
2) har *naturgitte* egenskaper som aldri tidligere i mikrobiologiens historie er observert: *evnen* til å avvæpne og destruere kreftceller
3) uten å ha giftvirkninger på friske kroppsceller – som cellegift har
4) - eller begrenset effekt i tid, slik cellegift har.

Det siste er ikke vist i laboratoriet, men i kreftpasienter hvor behandlingen viser seg å kunne igangsette varige prosesser som styres av pasientenes restaurerte immunforsvar.

Det avgjørende som ble vist av Manzetti i laboratoriet er, etter mitt skjønn

5) identifiseringen av *virkningsmekanismen* som leder til de resultatene som er referert i punkt 1 – 4.

Mitt syn på dette støtter seg på elementær logikk: Når en har vært i stand til å fremvise eller dokumentere en virkningsmekanisme, det vil si *hvordan* noe virker, har en samtidig fjernet enhver tvil om at

> *noe*, i dette tilfellet peptidene
> og det som fremtryller disse
> hittil ukjente delene av vår organisme
> - *akupunkturbehandlingen* - at den
> på tross av all skepsis blant onkologer og kreftforskere
> viser seg å virke retarderende på kreftsykdom.

Alt dette, fra punkt en til fem, skjedde i tiden fra før jeg fikk kreftdiagnosen og frem til behandlingen hvor den for tredje gang gjenreiste min gudegave: Evnen organismen opprinnelig har til selv å fjerne alle tilløp til mislykkede mutasjoner som truer dens fortsatte velferd og eksistens.

Noter

---

[1] Pulsdiagnose er benevnelsen på en eldgammel diagnosemetode som ennå i dag brukes av en del akupunktører for å diagnostisere energetiske ubalanser i kroppen og underskudd eller overskudd i organenes prosesser eller feilslått kontroll av vekstprosessene, noe som ofte følges av for sterke vekstprosesser, svulster eller kreft.

² Med dette begrepet forstår jeg den delen av vårt helsevesen som både innehar vitenskapelig autoritet og autorisasjon fra vårt demokratisk valgte overoppsyn. De såkalte alternative terapeutene ser jeg som en uensartet gruppering som har det felles at de omfatter den delen av vårt helsevesen som ikke har noen form for autorisasjon og i vårt samfunn heller ikke har noen autoritet - med unntak av den de kan oppnå i relasjonen til de enkelte pasientene de behandler. Begrepet alternativ antyder en opposisjon eller motsetning som i mange tilfeller ikke eksisteres, dersom den enkelte behandler forholder seg til helsearbeideres felles høyeste imperativ, nemlig å hjelpe sine pasienter etter beste evne.

³ Årsaken til at jeg ikke kan være mer presis, er at behandlingsmetoden er formidlet til et ukjent antall terapeuter og klinikker i fem verdensdeler. Noen få av dem refereres i kommentarbokens appendiks.

⁴ Kreftregisteret er den institusjonen som i Norge offentliggjør alle relevante statistikker – trodde jeg inntil jeg oppdaget at den statistikken jeg var mest interessert i, oversikt over utviklingen i overlevelse av sykdommen, ikke publiseres. Den måtte jeg selv lage ved å sette sammen fire andre tilgjengelige statistikker: gjennomsnittlig levetid for dem som dør av sykdommen, antall diagnoser tilbake i tid tilsvarende gjennomsnittlig levetid, utviklingen av antall diagnoser i dette tidsrommet og antall dødsfall med kreft som dødsårsak i enden av tidsrommet.

Årsaken til at den omtalte statistikken mangler, kjenner jeg ikke, men den er sannsynligvis sammensatt av forskjellige elementer som alle beskrives utfyllende i flere av kapitlene i kommentarboken.

⁵ Thoresen presiserer at det jeg i utgangspunktet omtaler som "mutasjoner" i forbindelse med forstadiet til kreftsykdom, ikke alltid er en presis beskrivelse, og at det i mange tilfeller handler om et *epigenetisk* fenomen: at gener kan være aktive eller inaktive, slås av og på, alt etter miljøets påvirkninger. Da presisjonsnivået her er tilpasset ufaglærte lesere, kan det forekomme at jeg benytter enkelte allment forståelige, men faglig upresise begreper.

⁶ Det finnes selvfølgelig mange unntak. Jeg vil spesielt trekke frem en av de mest betydningsfulle, Otto Heinrich Warburg (1883–1970, kreftforsker og nobelprisvinner i medisin), som har fremlagt overbevisende forskning om årsaker til kreft. Hans forskning er i liten grad blitt retningsgivende, noe som i dag vurderes av unge forskere som svært beklagelig. Hans skjebne kan skyldes at tysk forsvant som førende vitenskapelig språk etter 1945, og at mye tysk forskning ble "glemt" eller undervurdert av verdenskrigens seierherrer.

⁷ En e-post fra Bruce Ferguson til Thoresen, som ble sendt ham 6 desember 2013, er sitert i kommentarbokens appendik som et av mange eksempler på metodens utbredelse (23) og er et eksempel på hvordan Thoresens behandlingsmåte utbres utenfor Norge.

Den nevnte 1. utgaven er tiltenkt våre sentrale beslutningstakere i den hensikt å bidra til at metoden også blir mer utbredt i Norge gjennom en prosess som er omtalt i bokens epilog.

⁸ Hvilke strategier som jeg har funnet kan være virksomme i tillegg til den beskrevne akupunkturbehandlingen, beskrives i kapitlet "Anekdotiske helbredelser og naturlig

kreftbehandling".

⁹ Se http://www.redjournal.org/article/S0360-3016(08)01216-9/fulltext
og http://www.forskning.no/artikler/2008/september/196151

¹⁰ http://www.pagepress.org/journals/index.php/ams/article/view/ams.2012.e11/pdf

¹¹ Dualitet må ikke forveksles med dualisme, jf. tidligere merknad og nedenfor.

¹² Jf. *Veterinary Medicine: Complementary and Alternative Methods*, op.cit.: "På kinesisk betyr Yin den mørke eller ikke solbelyste delen av en haug. Yang betyr den lyse eller solbelyste siden av haugen eller åsen. Interaksjonen mellom Yin og Yang er den mest universelle loven/tanken i hele Orienten. Denne loven har sin opprinnelse i en holistisk verdensoppfatning, som derved relaterer seg til alle tenkelige fenomener. På samme måte som moderne kvantefysikk gjør det, ser Yin-Yang-loven alle fenomener som inneholdende to motsatte krefter, en motsetning som er nødvendig for at objektet i det hele tatt skal kunne bestå.

Dette er ikke den samme forestillingen vi kan finne i eldre vestlig dualisme, hvor motsetningene ofte ønsker å tilintetgjøre hverandre, og ikke å støtte eller være en forutsetning for hverandre, og hvor de kan bestå uten sin motsetning. Jf. kristendommen, hvor det onde og det gode oppfattes som adskilte enheter som kan eksistere uten hverandre.

I Østen oppfattes motsetningene som stadig vekslende, og som sammenfiltret i og forutsetninger for hverandre. Yin og Yang er altså totalt relative. Alt kan være Yang i forhold til noe som er mer Yin, slik som at alt har noe som befinner seg høyere enn det selv. Yin er mer: under, foran, innenfor, kald, mørk, feminin, natt, hypo, synkende, sentripetal, diastolisk, passiv. Yang er mer: over, bak, på utsiden, varm, lys, mannlig, dag, hyper, stigende, sentrifugal, systolisk, aktiv.

Yin-Yang-symbolet (jf. siste side i dette kapitlet) er en god illustrasjon på deres relasjoner: Det mørke segmentet representerer Yin, mens det lyse representerer Yang. Disse to segmentene bølger eller slynger seg dynamisk rundt hverandre og forvandler seg kontinuerlig til sin motsetning. Innenfor hvert segment representerer den lille prikken at det aldri er noe absolutt: Innenfor all Yin er det noe Yang, og innenfor all Yang er det noe Yin."

¹³ Haarberg var den første som orienterte meg om reglene for å kunne starte kreftbehandling. For en så omfattende behandling som det her var snakk om ville det være spesielt viktig ikke å behandle utfra feil diagnose.

¹⁴ De som vil vite mer om Sergios gener og litt om ham selv, kan søke på lenken http://en.wikipedia.org/wiki/Innocenzo_Manzetti#Family

¹⁵ Den moderne vitenskapsteoriens far, Karl Popper (1902–1994), fremsatte tanken om såkalt negativ verifikasjon av en hypoteses gyldighet eller riktighet. Ifølge ham er en vitenskapelig teori *ikke* endelig bevist, selv om den bekreftes av observasjoner ved kontrolleksperimenter. Når som helst kan det gjøres en observasjon som ikke passer inn i ellers veletablerte vitenskapelige "lover". Derfor er det for Popper et metodisk prinsipp i all vitenskap at man skal angi betingelsene for hvordan en teori prinsipielt kan vises å være feilaktig (det vil si hvordan den kan falsifiseres). En lov eller generalisering (teori, hypotese) som motstår forsøk på falsifikasjon, øker sin akseptabilitet eller troverdighet. Jo mer effektivt vi søker etter falsifikasjon eller

falsifikasjonsmuligheter, desto mer effektivt fremmer vi også veksten i kunnskap. Da det i vitenskapen i praksis ikke er mulig å etterprøve et allment utsagn eller en generell naturlov i alle mulige tenkte tilfeller hvor utsagnet kunne komme til anvendelse, følger det at vitenskapen aldri kan medføre en endelig sannhet eller visshet, men bare høyere grader av akseptabilitet.

[16] In vitro betyr i glass – her i petriskåler el. lignenende i laboratoriet.

[17] Publisert av Aftenposten i eget bilag om kreft i april 2010 med Oslo Cancer Cluster som kilde.

[18] Den mest omfattende studien som er publisert om cellegiftenes effekt, ble gjennomført i Sidney i 2004. Den konkluderer med at cellegift bør betegnes som lindrende symptombehandling og verken som livsforlengende eller helbredende. Studien viser at cellegift bare har effekt for 2,1–2,3 % av de pasientene i USA og Australia som denne studien omfatter innenfor en 5-årsperiode etter behandlingen. Dersom en hadde fulgt pasientene over enda lengre tid, ville denne prosentsatsen ha sunket ytterligere, muligens helt ned mot ingen effekt overhodet med hensyn til varig overlevelse av sykdommen (http://www.kreftbehandlinger.no/CellegiftStudien.pdf).

[19] Jf. Thoresens kommentarer til fenomenet epigenetikk:
"Man har observert at barnebarna av dem som overlevde nazistenes konsentrasjonsleire, utnytter maten bedre, og derved blir lettere overvektige. På samme måte kan forandringene i kreftgenene etter en akupunkturbehandling overføres til barn og barnebarn. På den måten vil de være bedre beskyttet mot kreft enn sine foreldre og besteforeldre. Denne effekten er sett hos hunder, hvor akupunkturbehandling av tispene fører til mindre hofteledds dysplasi i flere generasjoner.

Epigenetikk kan også vise og forklare at arvelige egenskaper kan modifiseres for eksempel av kjønn. En av de mer undersøkte effektene av epigenetikk finner vi ved Prader-Willis syndrom og Angelmans syndrom, hvor den samme biten av kromosom 15 kan mangle hos et barn. Kommer den manglende biten fra faren, altså med en sædcelle, blir resultatet Prader-Willis syndrom. Kommer den fra moren, blir resultatet Angelmans syndrom med forskjellig utseende og symptomer i forhold til Prader-Willis syndrom. Mekanismen og forklaringen på dette består i en tilføyelse av en metylgruppe til et gen, noe som skrur av avlesningen av genet. Normalgenene hos morens kromosom 15-bit er normalt avskrudd, og dersom den tilsvarende biten også mangler hos faren, blir hele genuttrykket borte med hensyn til denne biten av kromosom 15. Dette er også tilfellet ved Angelmans syndrom, men der er farens bit normalt avskrudd. Det kan altså spille en rolle hvem av foreldrene et gen kommer fra.

Slike epigenetiske forandringer kan skyldes til- eller frakopling av metylgrupper eller andre regulerende elementer som acetylgrupper eller histoner. Epigenetiske effekter er observert hos planter som mais, hos fugler og pattedyr, og styrer antakelig hvorfor bindevevsceller (fibroblaster) oppfører seg som fibroblaster og ikke som benmargsceller, selv om arvematerialet er likt. Effekter fra moren synes vanligere enn fra faren. Dette kan være grunnen til at jeg finner mer lignende akupunkturvirkninger hos mor og datter enn hos far og datter. Og enda mindre hos mor og sønn og den minste likheten hos far og sønn."

[20] Dette skjedde flere tiår før jeg fikk diagnosen tykktarmkreft. Det er mer inngående beskrevet i den pasientdagboken hvis innhold jeg i denne boken har sammenfattet og enkelte ganger sitert fra, og som jeg senere håper å kunne bearbeide til et leseverdig manus.

[21] Dersom ikke disse overraskende og ennå kontroversielle konklusjonene synes tilstrekkelig underbygget her, viser jeg til at den vitenskapelige oppdagelsen som begrunner Mæhlens utsagn, blir et gjennomgangstema videre i boken, og at kreftstatistikken gjennom femti år vil utgjøre den viktigste argumentasjonen for at oppdagelsen bør få avgjørende betydning for fremtidig forskning og behandling.

[22] Nocebo betyr "jeg vil skade". Hvis vi får vite at noe kan gjøre oss syke og vi tror på det, kan vi også faktisk bli syke av det. Dette kalles noceboeffekten.

[23] Jf. http://translate.google.no/translate?hl=no&sl=en&u=http://www.ous-research.no/moan/&prev=/search%3Fq%3Djohan%2Bmoan%2Bprofessor%2Bi%2Bmolekyl%25C3%25A6rbiologi%26biw%3D1093%26bih%3D558&sa=X&ei=RPS5UdaPCKGp4gS-xoF4&ved=0CEkQ7gEwBA (lenken er en google-oversettelse av den originale websiden på engelsk).

[24] Studiene er sammenfattet av Paul Clayton i hans bok *Health Defence*, 2002 (norsk oversettelse: *Helseguiden. Hvordan du kombinerer de mest helsebringende næringsstoffene for å bremse aldring og oppnå optimal helse*, Oslo, Forlaget Press 2005).

[25] En andel av kvinnene hadde en kreftsykdom de ikke var klar over da de påbegynte undersøkelsen. Dette beregnes statistisk og trekkes fra i det endelige resultatet.

[26] Jf. http://www.aftenposten.no/nyheter/iriks/article1827469.ece.

[27] At det i USA, Australia og en lang rekke land i andre verdensdeler opereres med en statistikk som viser overlevelse etter 5 år istedenfor en som viser faktisk overlevelse av sykdommen – da jo svært mange kreftpasienter dør langt senere enn 5 år etter diagnosen –, blir grundig behandlet i kapittel 14, ("Statistikk som sannhetsvitne"). Studien på cellegift er referert i note 27.

[28] Angående Budwiks forskning og diet, se: http://www.3e-centre.com/ http://www.healingcancernaturally.com/budwig_protocol_ix.html#3e-centre og http://www.budwigcenter.com/budwig-protocol.php

[29] Jf. http://wissen.spiegel.de/wissen/image/show.html?did=32362278&aref=image035/E0441/ROSP200404101600162.PDF&thumb=false.

[30] For at ingen skal kunne tvile på mine tall for overlevelse, er det enkelt å etterprøve dem. Først fant jeg den siste tilgjengelige statistikken for hvor mange som har kreft som dødsårsak på dødsattesten. I 2010 var det 11 036 personer. I og med at forekomsten av kreft øker betydelig hvert eneste år, må vi gå tilbake i tid like mange år som det i gjennomsnitt tar fra diagnose til død for dem som ikke overlever sykdommen, for å finne riktig antall diagnostiserte som vi kan sammenligne med. I 2010 var det 207 000 som levde med kreft, og med gjennomsnittlig cirka 25 000 nye diagnoser årlig siste 10-årsperiode får vi nærmere 9 år som gjennomsnittlig

overlevelse for alle kreftformene. Vi må da sammenligne antall dødsfall i 2010 med antall kreftdiagnoser i 2002, som var 23 380. Det gir 47,3 % dødelighet.

[31] At det kan være et tilfeldig sammentreff av anekdotisk helbredelse og intensjonal behandling som *ikke* er effektiv, har jeg forsøkt å vise i kommentarboken er så matematisk usannsynlig at det ikke kan regnes som noen realistisk mulighet.

[32] Årsaken til at dette ennå ikke har kunnet skje i utstrakt grad i hjemlandet, blir det gitt et par eksempler på i dette kapitlet, men spesielt i kommentarbokens epilog, hvor jeg sammenligner hendelsesforløpet som utspilte seg et halvår før bokens trykning med en form for skjult krigføring. Leserne får selv dømme ut fra det dokumentariske resymeet, men det er ikke vanskelig å innse hensikten med kampen.

[33] Her og enkelte andre steder i kapitlet refereres hendelser langt tilbake i tid. Dette har medført at jeg har måttet foreta noen valg med hensyn til kronologien.

[34] Doktorgraden til statistiker og forsker Bjørn Møller, avdelingsleder ved Registeravdelingen på Kreftregisteret, beskriver økningen i antall krefttilfeller i kapittel 14, "Statistikk som sannhetsvitne".

[35] Mest kjent fra dyrefôr, men også fra tobakksindustrien, hvor røykere blir mer avhengig av andre stoffer enn nikotin i en slik grad at det hjelper dem lite å bli tilbudt andre merker enn akkurat det de er avhengige av, dersom butikkene er tomme for "deres" merke. Da går de heller en mil til nærmeste tobakksutsalg.

[36] Det problematiske ved dette er belyst i kommentarbokens kapittel «Utprøving av medisiner».

www.ingramcontent.com/pod-product-compliance
Lightning Source LLC
Chambersburg PA
CBHW030935180526
45163CB00002B/577